我们 如何正确 使用大脑

对抗内耗的 科学方法

杨萌
—— 著

HOW TO
USE YOUR
BRAIN
TO ITS
FULL
POTENTIAL

中国纺织出版社有限公司

内 容 提 要

大脑并非固定"硬件"，而是能通过持续学习与训练实现终生升级的"自适应系统"。本书从脑科学视角，揭示情绪失控与决策失当的生物学机制，帮助读者跳出本能操控的怪圈。针对学习效率、压力管理、死亡焦虑等现实议题，基于间隔记忆法、正念冥想和存在主义心理学等相关技术和理论，提供了一套可操作的科学工具：从触发灵感迸发的"顿悟时刻"，到将焦虑"打包清空"的认知重塑，为信息过载时代的内耗人群提供了一份实用性的生存指南。

图书在版编目（CIP）数据

我们如何正确使用大脑：对抗内耗的科学方法 / 杨萌著. -- 北京：中国纺织出版社有限公司，2025.8.
ISBN 978-7-5229-2854-8

Ⅰ. R338.2-49

中国国家版本馆CIP数据核字第2025T2X508号

责任编辑：郝珊珊　林　启　　　　　责任校对：高　涵
责任印制：储志伟

中国纺织出版社有限公司出版发行
地址：北京市朝阳区百子湾东里A407号楼　邮政编码：100124
销售电话：010—67004422　传真：010—87155801
http://www.c-textilep.com
中国纺织出版社天猫旗舰店
官方微博 http://weibo.com/2119887771
鸿博睿特（天津）印刷科技有限公司印刷　各地新华书店经销
2025年8月第1版第1次印刷
开本：880×1230　1/32　印张：5.75
字数：160千字　定价：49.80元

　　我还在读研究生的时候，心理学、脑科学、神经科学等词语和概念，大多还是相对局限于专业圈子范围内的。这几门学科在国外发展的时间比较久，但在国内还处在推广的初期，大众对它们的理解较为粗浅。但我能很明显地感觉到，在谈及这些概念的时候，人们还是很好奇的。随着互联网 2.0 逐渐过渡到互联网 3.0，人们获取信息的手段越来越多，速度越来越快，这使人们开始更多地听到和看到有关心理学、脑科学的知识。

　　这四五年间，随着心理学和健康知识的普及，大家都知道了情绪、正念、阿尔茨海默病等与心理、大脑、神经相关的名词。而被新冠疫情改变了生活方式的人们，也从关注外部世界，逐渐转变为更多关注自我和内在的精神世界，日常话题也变成了"当下""情绪价值""脆皮青年"等与心理健康、身体健康更相关的主题。大家都想在"打工"之余，有更好的精神、身体状态。

　　在某次聊天中，朋友建议我可以站在脑科学的角度聊聊身心健康管理。因为大脑是人体的中枢系统，相当于是一台计算机的中央处理器（CPU），如果 CPU 没有保护好，过度使用导致故障或者停止运转，那后果可想而知。所以这一次我想写一本关于如何正确使用大脑的书，主要有几个方面的目的：

首先，让我自己有更充分的机会向大家传递脑科学知识。每当我跟人提到我是学习心理学、脑科学的，总会有朋友向我提问："当小孩出现社交问题的时候，家长应当如何应对？""因为原生家庭的关系而产生感情问题的时候，要如何处理？""脑科学听起来高大上，但并不懂到底是什么。"……所以我希望，能在自媒体这么发达的时代，用更有连贯性和系统性的媒介，去向大家解释一下，到底什么是脑科学，脑科学研究的都是什么问题，脑科学与心理学有何关系，脑科学对我们的实际生活有什么帮助，以及我们如何保护好我们的大脑。

其次，我想从脑科学的角度，分析一下我们可以如何做好健康管理。与身体的健康管理类似，要做好心理、大脑的健康管理，前提是了解大脑的基本结构和工作原理，了解我们的知识、感觉、情绪、记忆等心理、认知过程是如何产生和运作的，了解什么样的情况下会出现大脑故障以及有什么影响。了解这些之后，我们再来看如何结合正确的运作方式，来保持我们的大脑健康，从而让我们的身心维持在一个较好的状态。

最后，我还想与大家分享一些我在学习中收获的保持健康大脑的经验。不得不承认，在学习了心理学及脑科学之后，我确实会更加注重自己的内在感受、体验、情绪状态，并且在遇到压力、应激事件、负面情绪体验时，寻找令自己感觉更好的应对方式。在了解了大脑的一些基本结构和运作原理后，我也有更好的方式去训练自己的大脑，改变自己的惯性思维模式，用一种更加健康、高效的方式，去应对工作压力、家庭矛盾、社会关系困扰和突发的困难事件，同时也更好地帮助周围的人应对上述这些问题。当然，我自己也仍在不断学习当中，但我也有不少的经验，想要分享给亲爱的读者们。

在构思这本书要怎么写的时候，我纠结过到底是从人的知觉、感觉、记忆、学习等不同的心理过程去剖析大脑的功能效用和保健方式，还是挑选一些更常见的话题，比如工作压力、人际关系、情绪情感。经过与几个朋友的讨论，他们建议我，如果是从专业性更强的心理过程角度去写，可能最终这本书会变成"教科书"，但我又不是学界"大牛"，写一本教科书可能会有很多的不严谨，倒不如从大家更容易接受的常见话题入手，深入浅出。大家可以边读边结合自己的经验去分析和理解，感受可能会更加深刻。从我自己的角度讲，写一个更专业、知识划分更明确的内容，对我来说更加简单，如果要全面地分析压力、情绪、社交、人际关系等更高级的心理过程，它们涉及的大脑功能、心理机制会复杂得多，解释起来会更加困难。但这不就是应用的意义吗？我们学习理论知识，重要的是能够应用到日常的生活里，指导我们进行正确选择和判断，所以我想接受这个挑战，尽量用简单的方式跟大家讲述有关大脑的故事。当然了，如果有一些分析不够透彻的地方，也请谅解。

这本书就像是一个私人笔记总结，在讲述大脑功能的同时，我将分享一些保持身心健康的知识和经验。我把令我感受最深的几个话题挑出来，包括压力、人际关系、消费决策、提升学习效率、面对生死，以及更加重要的，我们如何正确地看待身边那些 CPU 有些失控的人。这些话题也许你们已经遇到过，有些切身体验，或者还没有遇到过，那么就当作是提前了解，如果真的遇到了，可以及时地识别和意识到自己的状态，正确地审视和认识自己，及时采取行动，更好地做到对大脑的爱护和训练。

最后，故事开始之前，我想先问一个问题："你的大脑，是如何工作的？"请大家带着这个问题进入后续的阅读，看看最后能不能找到属于自己的答案。

杨　萌

2025 年 4 月

目 录

第一章　起点：正确使用大脑的第一步 _ 001

快速认识神经系统和脑 _ 002

神经可塑性 _ 007

脑力是可以终生发育的 _ 011

使用大脑的好习惯 _ 015

第二章　理智与情感：减少关系中的内耗 _ 019

人际关系里的脑力内耗 _ 020

大脑如何处理情绪 _ 024

请与自我和解 _ 028

第三章　积极与消极：帮大脑减减压 _ 033

各式各样的压力源 _ 034

压力下的大脑发生了什么 _ 039

释放压力的方法 _ 044

第四章　模仿与超越：高效的脑力学习 _ 051

学习的关键期 _ 052

大脑如何处理学习任务 _ 056

创造力与顿悟时刻 _ 062

高效率背后的脑力运转 _ 067

如何利用脑力提升学习能力 _ 073

第五章　快速与审慎：爬出决策的陷阱 _ 079

决策与冲动行为的来源 _ 080

诱人的消费主义 _ 085

大脑的奖赏与愉悦机制 _ 091

用脑科学提高决策力 _ 096

第六章　短暂与永恒：平和对待生与死 _ 103

对死亡的恐惧：科学的解读 _ 104

如何看待死亡：哲学、心理学与脑科学的视角 _ 109

如何脱离恐惧的束缚：基于最新研究的策略 _ 118

第七章　偶然与必然：大脑也有感冒的时候 _ 123

焦虑与抑郁的真相 _ 124

千人千面的恐怖症 _ 129

强迫症不是完美主义者的自我调侃 _ 134

正常的想象与异常的幻想 _ 140

大脑感冒怎么办 _ 146

第八章　未来：一些脑力提升建议 _153

学习善用正念冥想 _154

搞点艺术滋养大脑 _159

用逻辑锻炼大脑肌肉 _165

第一章

起点：正确使用大脑的第一步

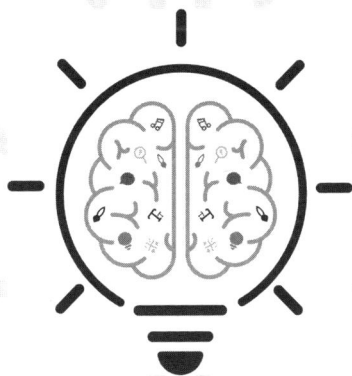

快速认识神经系统和脑

人体就像一台复杂的机器，而大脑正是这台机器的控制中心。大脑的结构和功能相互交织，形成了一个精密的网络，让我们能够感知世界、处理信息、做出反应。它不仅是思考的源泉，也是情感、记忆和行为的中心。

1. 大脑皮层、边缘系统和脑干

人类的大脑大约由 860 亿个神经元组成，这些神经元通过突触相互连接，形成一个复杂而高效的信息传递网络。大脑的结构可以大致分为几个主要部分：大脑皮层、边缘系统和脑干。大脑皮层是大脑的最外层，通常被称为"灰质"，它负责处理高级认知功能，如思维、决策、语言和自我意识。想象一下，当你在做一道复杂的数学题时，你的大脑皮层就像一间忙碌的办公室，工作人员在不停地处理信息，协调着不同的任务。

大脑皮层分为几个不同的区域，每个区域承担着特定的功能。例如，前额叶皮层与计划、决策和社交行为密切相关，它帮助我们预测未来的结果并做出相应的决策；颞叶与听觉和语言处理相关，负责理解我们听到的声音；顶叶则与空间感知和运动控制相关。大脑皮层的这些区域相互作用，共同支持着我们的日常生活和复杂活动。

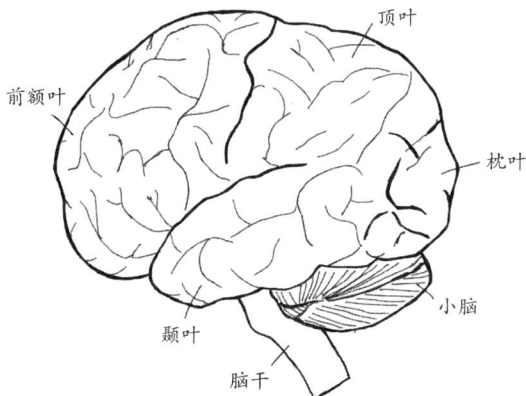

大脑皮层分区示意图

边缘系统是大脑中的另一个重要部分，主要负责调节情绪和记忆。边缘系统由多个结构组成，包括海马体和杏仁核。海马体在形成新记忆和学习的过程中发挥着关键作用，帮助我们将短期记忆转化为长期记忆。当你学习骑自行车时，海马体记录着你每一次的成功与失败，这些信息将成为你未来骑行的基础。而杏仁核则与情绪反应密切相关，尤其是与恐惧和愤怒有关。当我们感到威胁时，杏仁核会快速做出反应，释放压力激素，促使身体准备好应对可能的危险。这种反应是我们生存的重要保障。

脑干是连接大脑和脊髓的通道，控制着维持生命的基本功能，如心跳、呼吸和睡眠。它的功能看似简单，却是我们身体正常运作的基石。脑干的功能可以被视为大脑的

"自动驾驶仪"，在我们不自觉的时候依然保证身体的基本
生命活动。当我们进入深度睡眠时，脑干的活动会减弱，
这时身体开始自我修复，恢复能量。

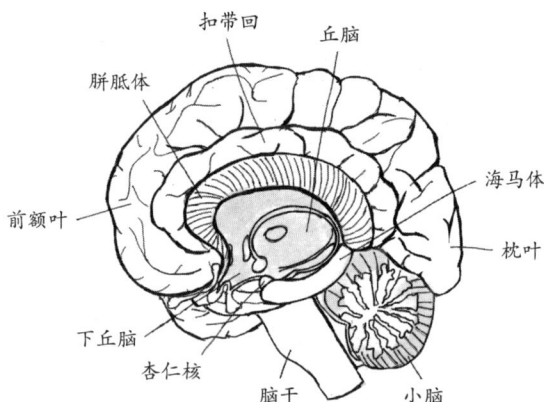

大脑中间矢状面结构示意图

2. 神经系统

  大脑的神经元是大脑运作的基础。神经元的结构分为
三个主要部分：细胞体、树突和轴突。树突负责接收来自
其他神经元的信号，而轴突则将信号传递给下一个神经元。
神经元之间通过突触相连，突触是神经元与神经元之间的
"桥梁"。当神经元接收到足够的信号时，会产生一个动作
电位，并通过轴突向下一个神经元发送信号。这种信息传
递方式使神经元成为一条流动的信息河流，使得大脑能够
快速响应外界的刺激。

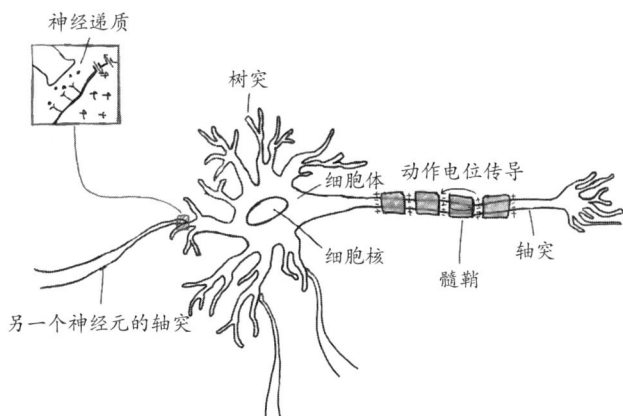

神经元结构及电信号传导示意图

神经系统不仅限于大脑，它还包括脊髓和周围神经系统，形成一个庞大的网络，帮助身体感知外界的变化并做出反应。周围神经系统将大脑与身体的各个部位连接起来，使我们能够在感受到温度变化时迅速做出反应，或者在听到危险的声音时立刻采取行动。这种快速反应的能力在日常生活中至关重要，它帮助我们保护自己、适应环境并维持与他人的互动。

随着科学技术的进步，研究人员逐渐揭开了大脑的神秘面纱。现代神经科学发现，神经元之间的连接和突触的强度会随着经验和学习而发生改变，这一现象被称为神经可塑性。神经可塑性是我们学习和记忆的生物基础，它让我们能够在一生中不断学习、适应和成长。比如，当你学会了一项新技能，神经元之间的连接会得到加强，使得该技能的执行变得更加流畅。这种变化就像是在大脑中铺设了一条新路，使信息的传递更加高效。

然而，随着现代社会的快速发展，我们的生活节奏也随之加快，压力和焦虑似乎无处不在。这些负面情绪可能对我们的神经系统产生不良影响。长期的压力会导致交感神经系统的过度激活，使身体进入一种"战斗或逃跑"的状态。这时，我们的心率加快、血压升高，甚至免疫系统的功能也会受到影响。为了应对这种压力，我们需要采取有效的放松方法，如冥想、深呼吸和身体锻炼。这些方法能够帮助我们恢复内心的平静，减轻焦虑。

在这个快速变化的时代，了解大脑的结构和功能显得尤为重要。通过了解大脑的基本运作原理，我们能够更好地管理自己的心理健康，提升生活质量。我们可以将大脑视为一座花园，只有通过合理的养护和科学的管理，才能让它茁壮成长。健康的生活方式和良好的心理状态，都是我们应追求的目标。

大脑的健康不仅关乎个体的思维和学习能力，也与情感、社交和生活质量息息相关。保持良好的心理状态能够促进大脑的健康运作，增强记忆力、提升学习能力，让我们在日常生活中游刃有余。同时，了解大脑与情绪之间的关系，有助于我们更好地处理人际关系，减少不必要的精神内耗。我们可以通过增强积极情绪、管理压力和培养良好的社交习惯，来维持自身的心理健康和大脑健康。

神经可塑性

我们的脑袋里充满了神经元, 它们就像一座座小桥, 连接着我们的思维、记忆和情感。神经元之间的连接并不是固定不变的, 而是随着我们的经验、学习和记忆不断变化和重组。这种连接的灵活性, 被称为神经可塑性, 是大脑的神奇之处。

神经元是大脑的基本单位, 负责传递信息和处理信号。每当我们接触新的信息, 神经元会通过突触与其他神经元进行交流。这种交流就像是朋友间的聊天, 每一次对话都可能让你对彼此的了解更加深刻。当我们学习新的技能或知识时, 神经元会通过突触进行交流和连接。当一组神经元频繁地相互激活时, 它们之间的连接会变得更加紧密。

神经元之间这种神奇的特性正是学习活动的生理学基础。想象一下, 当你学习一门新语言时, 最初可能会觉得有些困难, 单词和语法规则似乎总是记不住。但是, 随着你不断地练习和使用这些知识, 相关的神经元连接就会不断加强, 从而帮助你更轻松地回忆起这些信息。你的每一次学习都像是石匠向巨石落下的一锤。似乎每一锤都没有什么作用, 但其实每一锤都在上一锤的基础上朝成功接近了一步。

1. 刻意练习促进学习并巩固记忆

这一过程不仅限于学习语言。任何新技能的学习，都可以通过刻意练习来加强。例如，学习弹钢琴时，反复练习同一段乐曲，每次的练习都会促进相关神经元的连接，让你在演奏时更加流畅自如。这种方法在运动训练中也同样有效，运动员在不断重复动作时，相关的运动神经元会更加紧密地相互连接，提升反应速度和协调能力。

此外，刻意练习的学习方式还有助于巩固记忆。我们都知道，遗忘是学习中常见的问题，而复习能够有效减缓遗忘的速度。研究表明，当我们在学习后进行短时间的复习时，大脑会更加有效地巩固所学的知识。这种巩固不仅是简单地重复，而是在大脑中重新激活相关的神经元，让这些信息在记忆中更加稳固。

神经可塑性的另一种表现形式是长时程增强（LTP），它是一种突触强度增强的现象。当神经元之间的活动达到一定频率时，突触的连接就会增强，信息传递也会变得更加有效。这就像是在神经元之间铺上了"高速路"，使得信息的传递更加迅速。在日常生活中，许多学习策略都是利用这种现象来促进记忆的巩固和技能的掌握的。

刻意练习的学习方式还可以帮助我们更好地应对压力。我们生活在一个快节奏的社会中，压力往往伴随着焦虑、失眠甚至身体疾病。而规律的练习能够为我们的脑细胞提供持续的刺激，从而增强大脑的抵抗力，降低压力对我们心理的影响。研究表明，规律的练习能够促使大脑分泌更多的神经递质，如多巴胺和血清素，这些物质能够帮助我们改善情绪、提升睡眠质量。

2. 运用神经科学原理来学习

那么，如何在日常生活中有效运用神经科学原理来更高效地学习呢？首先，分散学习是一种有效的方法。在学习过程中，避免长时间集中在一项任务上，而是将学习内容分成多个小部分，每次学习时只集中于一小段时间。比如，学习一门新知识时，可以将其分为几个小主题，每个主题专注学习 15~30 分钟，然后休息一会儿，再开始下一个主题。这种方式能够帮助我们更好地记忆信息，并且提高注意力和学习效率。

其次，间隔学习也能帮助我们更好地连接脑细胞。研究表明，适当的时间间隔可以增强记忆的效果。当我们在学习后适当休息，再进行下一次学习时，脑细胞会有更多的时间来巩固新学到的知识。比如，在学习新单词时，可以在一天中分多次学习，而不是一次性学习全部。这种策略不仅能提升学习效率，还有助于减少疲劳感和心理压力。

最后，社交互动也是促进学习的重要方式。在与他人交流的过程中，我们的思维会被不断激发，脑细胞的连接也会因此加强。无论是参与讨论、分享观点，还是与朋友一起学习，这些互动都能够让我们的神经元在交流中找到新的连接点，促进思维的灵活性。社交互动不仅能够帮助我们更好地理解知识，还能增强我们的社交技能和情感联系。

在生活中，我们还可以运用神经科学原理来提高我们的创造力。创造力的培养往往需要跨学科的知识和经验，而神经网络的广泛性连接能够帮助我们在不同领域之间找到联系。在学习的过程中，我们可以主动将不同的知识和技能结合起来，从而产生新的想法和解决方案。

例如，如果你是一名设计师，除了专注于设计本身，还可以偶尔接触心理学、市场营销等相关领域的知识。通过了解不同领域的知识，或许你会发现原本知识体系的盲区，从而激发你的创造力，让你在设计时更加灵活和创新。这样的跨领域学习不仅能够丰富我们的知识储备，还能帮助我们在不同的领域之间建立起联系，形成独特的视角。

当然，刻意练习并不仅是简单的重复练习，它还需要我们保持积极的心态和灵活的思维。当我们在学习和生活中遇到困难时，能够运用断点续传的原则，从失败中吸取经验、调整方法，从而更好地面对挑战。这样的思维方式能够帮助我们在困境中保持乐观，持续前行。

值得一提的是，我们还可以借助现代科技来进一步提升刻意练习的成果。例如，我们可以使用各种应用程序和在线平台，通过互动学习和游戏化的方式，让刻意练习变得更加有趣。这种方法不仅能激发我们的学习兴趣，还能让我们在娱乐中获取知识，实现学习与生活的有效结合。

总之，刻意练习是一种极具价值的学习方式，它通过频繁的练习和社交互动，不断增强脑细胞之间的连接。理解这一原理，不仅有助于提升我们的学习能力，也为我们提供了在快节奏生活中应对压力和挑战的有效策略。通过积极地练习和互动，我们能够不断激发大脑的潜力，建立起更加紧密的神经网络，让我们在学习和生活中更加自信和从容。刻意练习的实践也不仅限于学习和工作，它可以渗透到生活的各个方面，帮助我们更好地与他人沟通、理解复杂的情感，甚至提升自我意识。在这样的一个过程中，我们的思维和情感将会变得更加灵活和开放，这正是刻意练习带给我们的深远影响。

脑力是可以终生发育的

在我们的生命旅程中，脑力的发展似乎是一个不可逆转的过程。许多人常常认为，随着年龄的增长，智力和认知能力会逐渐下降，特别是进入中年甚至老年后，学习新事物会变得更加困难。然而，科学研究揭示了一个令人振奋的事实：脑力是可以终生发育的。我们的大脑在任何年龄阶段都具备可塑性，有能力进行学习、适应和成长。

首先，我们需要了解什么是脑力的发育。脑力不仅包括我们的智力和记忆能力，还涉及思维方式、学习能力、情感智力以及解决问题的能力。我们的大脑在整个生命过程中都能够塑造和重塑这些能力，实际上，我们的日常生活、学习经验和社会互动都能对脑力的发育产生深远的影响。

1. 脑力发育不是年轻人的专利

当我们年轻时，神经元的生长和连接达到了巅峰。儿童的大脑是惊人的学习机器，它们通过与周围环境的互动快速吸收知识和技能。在这个阶段，神经可塑性极高，意味着大脑能够快速适应和改变。但是，许多人误以为这种可塑性会随年龄增长而逐渐减弱，导致智力和认知能力的下降。

不过，研究表明，成年人和老年人的大脑依然具备可塑性。科学家们发现，成年人也可以通过持续学习来促进神经元的生成和突触的连接。这一过程被称为神经生成。海马体是一个关键的脑区，负责学习和记忆，成年人大脑的海马体仍然能够生成新的神经元。参与新活动、进行身体锻炼、保持社交互动，甚至是练习冥想，都能够促进海马体的神经生成，从而提高我们的认知能力。

在这些过程中，大脑不仅会形成新的连接，还可能会激活大脑中一些长期未使用的区域，帮助我们以全新的视角看待问题。这种脑力的发育不仅限于年轻人，老年人同样可以通过持续学习来改善自己的认知能力，延缓衰老。

2. 促进脑力发育的关键要素

除了学习新技能外，身体锻炼也是促进脑力终生发育的重要因素。运动不仅能够增强身体健康，还对大脑有着显著的益处。规律的身体活动能够提高大脑血流量，增加氧气和营养物质的供应，从而有助于促进神经生成。研究发现，参与有氧运动的人，其认知能力往往比久坐不动的人更好。这表明，身体和大脑之间是密切相连的，健康的身体为健康的大脑奠定了基础。

此外，保持社交互动也是促进脑力发育的重要因素。人与人之间的互动能够激发大脑的思考和创造力，增强我们的情感智力。社交活动能够刺激大脑的不同区域，促进神经元之间的连接，这对认知能力的提高至关重要。研究表明，活跃的社交网络与较低的认知衰退风险相关，而孤独感和社交隔离则可能导致认知能力的下降。因此，保持积极的人际关系，频繁参与社交活动不仅有助于心理健康，也对脑力的终生发育大有裨益。

当然，营养也在脑力的发育中发挥着不可或缺的作用。我们的饮食直接影响大脑的健康。富含抗氧化剂、优质脂肪、维生素和矿物质的饮食有助于保护大脑，促进认知功能。Omega-3 脂肪酸、维生素 E、维生素 B 和其他微量元素都被证明能够支持大脑的健康和发育。例如，研究表明，摄入丰富的 Omega-3 脂肪酸（如鱼类和坚果）有助于改善记忆和学习能力。因此，选择健康的食物不仅能够支持身体健康，也为大脑的长期发育提供了有力的支持。

在此基础上，心理健康也与脑力的发育息息相关。心理压力和焦虑会对认知功能产生负面影响，抑制神经生成。因此，学习有效的压力管理技巧，例如冥想、瑜伽或深呼吸等放松技巧，可以有效提高大脑的可塑性。这些方法不仅有助于减轻心理压力，还能够促进大脑的放松与恢复，为学习和创造提供更好的环境。

我们也可以通过建立良好的学习习惯来促进脑力的终生发育。例如，设定具体的学习目标、保持好奇心、定期进行自我反思，都是有效的策略。持之以恒地学习和探索新事物，不仅能够保持大脑的活力，还能够让我们在生活中不断提升自我。这种不断学习的过程，有助于我们在职场、家庭和个人生活中保持灵活性与创造力。

值得一提的是，许多研究还表明，学习新事物和接受挑战对于大脑的健康至关重要。人们往往在克服困难和挑战时，会体验到更多的成就感和满足感，这些积极的情绪反馈也能进一步刺激神经元之间的连接。因此，勇于接受挑战，持续突破自我，不仅能够让我们在职业上获得成功，也能促进大脑的不断成长。

总之，大脑终其一生都在生长发展。无论我们处于哪个年龄阶段，都可以通过对学习、运动、社交、饮食和心理健康的关注，来促进大脑的可塑性和神经生成。理解这一点，有助于我们以更加积极的态度去面对生活的每一个阶段，无论是学习新技能、迎接工作挑战，还是享受与朋友和家人的共处时光。通过这些努力，我们不仅能够提升我们的认知能力，还能够让我们的生活更加丰富多彩。在这个不断变化的世界中，保持大脑的活力和灵活性，无疑是我们追求幸福和成功的重要基石。

使用大脑的好习惯

在我们追求健康生活的过程中，大脑的健康常常被忽视。许多人将注意力集中在身体健康上，但大脑才是我们思考、学习和情感交流的核心。培养良好的大脑使用习惯，不仅能够增强我们的认知能力，还能提高我们的生活质量。接下来，我们将探讨一些对大脑健康至关重要的好习惯，帮助我们在日常生活中更好地呵护这一重要的器官。

1. 锻炼、睡眠、饮食促进大脑健康

保持规律的身体锻炼是促进大脑健康的重要方式。研究表明，适量的有氧运动，如跑步、游泳和骑自行车，能够增强心肺功能，提高血液循环，从而为大脑提供更多的

氧气和营养。这种血流的增加不仅有助于神经元的生长和突触的形成，还能提高认知能力和情绪稳定性。当我们运动时，身体会释放内啡肽，这种"快乐荷尔蒙"能够缓解压力，提升我们的心情。此外，长期坚持锻炼还有助于预防与年龄相关的认知下降，降低患阿尔茨海默病等神经退行性疾病的风险。

保持良好的睡眠习惯对于保持脑力在线同样至关重要。睡眠不仅是身体恢复的过程，更是大脑进行信息处理和整理的关键时刻。在睡眠过程中，大脑会将白天所接收的信息转化为长期记忆，同时清除无用的信息。缺乏优质的睡眠会导致注意力不集中、记忆力下降，甚至增加焦虑和抑郁的风险。因此，我们应该确保每晚获得 7~9 小时的高质量睡眠。创造一个舒适的睡眠环境，保持规律的作息时间，以及在临睡前避免使用电子设备，都是提高睡眠质量的有效方法。

均衡的饮食习惯也是保障大脑健康的关键。我们的饮食直接影响大脑的结构和功能。富含抗氧化剂、健康脂肪、维生素和矿物质的食物，如新鲜的水果、蔬菜、坚果、鱼类和全谷物，能够为大脑提供所需的营养，帮助保护神经元。此外，限制加工食品和过量糖分的摄入，有助于维持大脑的长期健康。饮食的多样性和均衡性，是保持大脑活力的重要保障。

2. 大脑需要社交、学习和积极的情绪

此外，积极的社交互动也是促进大脑正常活跃的重要组成部分。与他人交流、分享和合作，可以激发我们的思维，增强情感智力。社交活动不仅能够提高我们的认知能力，还能让我们感受到归属感和支持感，这对心理健康至关重要。参加社交聚会、志愿活动或兴趣小组，都是增进社交互动的好方法。通过与他人的联系，我们可以丰富生活经验，开拓思维视野，从而为大脑提供更多的刺激和挑战。

持续学习和思考也是提升脑力的有效方式。无论年龄多大，保持好奇心和学习的欲望，都能够帮助我们在生活的各个方面保持灵活性。学习新技能、阅读书籍、参加课程或讲座，都是锻炼大脑的良好方式。尤其是在技术迅速发展的今天，跟上时代的步伐，学习新知识和新技能，对于保持大脑活力尤为重要。挑战自己的思维，尝试不同的活动，能够促进神经元之间的连接，增强大脑的可塑性。

心理健康与大脑的健康息息相关。学会管理压力、保持积极的心态是促进大脑健康的重要因素。压力水平过高可能会导致焦虑、抑郁以及认知功能的下降，因此，掌握有效的压力管理技巧显得尤为重要。冥想、深呼吸和瑜伽等放松技巧，可以帮助我们减轻压力，改善情绪。这些方法不仅能够让我们保持内心的平静，还能促进大脑的放松

与恢复，为学习和创造提供良好的环境。定期花时间进行自我反思和放松，让自己的心灵得到宁静，是维持大脑健康的好习惯。

最后，保持好奇心和创造力也是正确使用大脑的重要习惯。鼓励自己不断探索未知领域，尝试新事物，无论是绘画、写作、做手工，还是参与科学实验，都能激发我们的创造力。在这个过程中，大脑会不断地接受新的刺激，增强其可塑性。这种创造性的活动不仅有助于提高我们的思维能力，还有助于提高我们的情感表达能力，促进社交互动。

总之，保持大脑的健康需要我们在日常生活中养成良好的习惯，从身体锻炼、饮食调理，到社交互动和心理健康的维护，再到持续学习和创造力的激发，这些都能为我们的脑力发展提供有力支持。通过培养这些好习惯，我们不仅能提升认知能力，增强记忆和学习能力，还能让我们的生活更加丰富和充实。在这个瞬息万变的时代，用正确的方式使用你的大脑，为自己的未来奠定健康的基础，无疑是明智的选择。

第二章

理智与情感：减少关系中的内耗

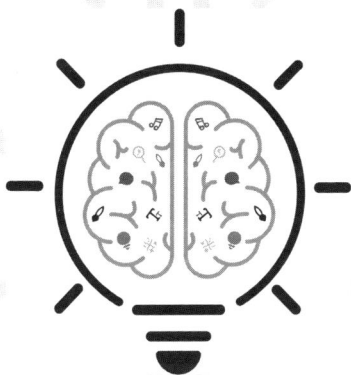

人际关系里的脑力内耗

在人生旅途中，我们无法避开人际关系。家庭、朋友、同事乃至陌生人，都在影响着我们的生活。然而，复杂的人际互动不仅会带来支持和愉悦，也可能带来隐藏的压力，甚至形成一种难以察觉却深刻消耗我们的现象——脑力内耗。

什么是脑力内耗？简单来说，它是大脑因复杂的人际互动而持续运转所产生的疲劳。你是否曾为一次无意的争执反复纠结，甚至在深夜辗转反侧？或者在对方的一句随口之言中挖掘出无数可能的潜台词？这些情景正是脑力内耗的典型表现。

1. 脑力内耗的日常表现

在人际关系中，脑力内耗的表现多种多样，其中以下几种尤为常见：

过度揣测：我们习惯性地试图解读对方的真实意图，比如猜测同事在会议中赞美你的动机是否真诚，或是在朋友的冷淡回应中寻找隐藏情绪。

情感矛盾：亲密关系中，是否该多付出、是否需要保持距离，这些问题常让人难以取舍。内心拉锯战耗费了大量的心理能量。

社交疲劳：有些人际关系需要我们付出额外的努力，比如参加并不想去的聚会，担心拒绝他人的邀约会被误解为冷漠或不尊重。

这些内耗表现让人感到精疲力竭，尽管从外界看似乎一切正常，但内心的紧绷状态却是长期存在的。

2. 大脑如何应对人际关系的复杂性

为什么人际互动会导致如此显著的内耗？神经科学为我们提供了一些线索。大脑在处理社交情境时，会涉及多个关键区域。

杏仁核是大脑中处理情绪的中心。当我们感知到社交威胁时，比如被误解或批评，杏仁核会迅速做出反应，引发焦虑、愤怒或不安。这种反应虽然有助于我们应对实际威胁，但在现代复杂的人际关系中，很多非真实的"威胁"触发了杏仁核，导致情绪上的过度波动。

前额叶皮层负责逻辑推理和情绪调节。当我们尝试理解复杂的人际问题，例如是否要回应一条模棱两可的信息，前额叶皮层会加班工作。长时间的过载使用会导致心理疲劳，甚至降低判断力。

在大脑"休息"状态下，默认模式网络（DMN）会被激活，帮助我们进行自我反思和情景模拟。然而，当我们过度思考人际问题时，DMN可能导致思维反刍，即对问题反复纠结却无法解决。这不仅浪费了宝贵的脑力资源，还可能加深焦虑。

3. 应对社交内耗的策略

面对人际关系中的脑力内耗，我们可以采取一些科学有效的方法，帮助大脑从过载状态中解脱出来。

（1）设定情绪边界：明确自己的心理空间

在复杂的人际互动中，我们往往因过度同理他人而忽略自身的感受。学会设定情绪边界，能够帮助我们避免被对方的情绪拖入旋涡。

具体方法：当对方情绪化时，不必立即回应，可以平静地告诉自己："这是他的情绪反应，而不是我的问题。"通过这样的小提醒，我们能够在情绪上与他人适当分离。

（2）减少反刍思维：打破无效的思维循环

反复思考而不采取行动，只会让人陷入更深的内耗。

实践建议：每天设定一个"反思时间"，例如 20 分钟，用这段时间集中思考当前的困扰，并在时间结束后停止进一步纠结。还可以通过冥想或专注练习，让思维回归当下。

（3）学习非暴力沟通：化解关系中的矛盾

非暴力沟通是一种注重观察与需求表达的交流方式，有助于减少误解和情绪冲突。其要点包括：

√ 描述事实而非判断，例如"你今天很少回应我的话"而不是"你不在乎我"。

√ 表达自己的感受，例如"这让我有些失落"。

√ 提出具体的请求，例如："我们可以聊一聊发生了什么吗？"

4. 内耗的另一面：促进自我成长的契机

虽然脑力内耗常被视为一种负担，但适当的内耗也可能是促进自我成长的契机。它提醒我们重新审视人际关系，发现其中的问题和改进的可能性。

（1）学会接纳人际关系的不完美

没有完美的人际关系，每个人都会因为自身局限而遭遇冲突和感到不满。接纳这些不完美，能够让我们更坦然地面对关系中的挑战。

（2）建立更健康的关系模式

我们可以主动选择与哪些人建立深度连接，并学会退出那些持续消耗我们能量的关系。当关系本身无法改变时，调整自己的互动方式，也是减轻内耗的重要方法。

5. 让人际关系成为力量的源泉

人际关系中的脑力内耗并不可怕，关键在于如何管理和优化。通过了解大脑的运作机制、学会情绪调节以及采取科学的方法，我们不仅可以减少内耗，还能从关系中汲取更多积极能量。

与其被关系拖累，不如让关系助力。用理智应对情感，用智慧调节冲突，让每一次互动都变成大脑的休养生息，而不是消耗战。这不仅是心理健康的关键，也是在纷繁复杂的人际世界中保存自我能量的重要方式。

大脑如何处理情绪

我们每天的生活都离不开情绪。无论是开心、愤怒，还是焦虑、悲伤，这些情绪不仅塑造了我们的行为，还深刻影响着我们的健康与幸福。然而，情绪究竟是如何产生和调节的？了解大脑如何处理情绪，可以帮助我们更好地管理和优化自己的情绪状态，从而过上更平衡的生活。

1. 情绪的生理基础：大脑的情绪中枢

大脑中有多个区域共同参与情绪的产生与调节。以下是一些关键的"情绪中枢"：

（1）杏仁核：情绪的触发器

杏仁核是情绪反应的核心，负责快速识别威胁并触发本能反应。比如，当你听到突然的尖锐声响时，杏仁核会立刻启动恐惧反应，让你迅速避开潜在的危险。这种"快速反应机制"是生物进化的重要成果，能在危险来临时保护我们。

（2）前额叶皮层：理性与情绪的调节者

前额叶皮层是大脑的"执行官"，它能帮助我们评估情绪反应的合理性，并在需要时抑制过度的情绪反应。比如，当你在一次争吵中想要大声怒斥对方时，前额叶皮层可能会告诉你："冷静下来，这样做可能适得其反。"

（3）海马体：情绪与记忆的桥梁

海马体在情绪记忆中扮演重要角色。愉快或痛苦的经历会通过海马体被储存在大脑中，并对未来的情绪反应产生影响。例如，一次失败的演讲可能让你对类似场景产生紧张感，这种反应部分源于海马体的记忆功能。

（4）下丘脑：情绪的生理放大器

下丘脑与身体的自主神经系统连接，是情绪引发生理变化的关键部位。当你感到害怕时，下丘脑会激活"战斗或逃跑"反应，让你心跳加快、手心出汗，这些生理变化进一步强化了情绪的体验。

2. 情绪的形成过程

情绪的产生并非简单的"一步到位"，而是一个多层次的过程，包括感知、评估和反应。

（1）情绪感知：外界刺激与内部感受

当你看到一张熟悉的照片，眼睛将信息传递给大脑视觉皮层，而视觉皮层再与杏仁核合作，触发相应的情绪反应。

（2）情绪评估：大脑的价值判断

大脑在感知刺激后，会快速评估其意义和价值。这一过程由杏仁核和前额叶皮层共同完成。比如，当你收到一封电子邮件，大脑会迅速判断其是好消息还是坏消息，从而决定是感到欣喜还是焦虑。

（3）情绪反应：从大脑到身体

最终，大脑会根据评估结果决定采取何种反应。这一反应不仅表现为行为（如微笑或皱眉），还包括生理变化（如心跳加速或血压升高）。这种情绪的外显反应是人类与环境互动的重要方式。

3. 情绪调节：大脑如何帮助我们控制情绪

大脑除了帮助我们感知和表达情绪，还负责调节情绪以适应不同情境。这一过程依赖以下机制：

（1）认知重评：重塑情绪体验

认知重评是指用不同的视角看待情绪事件，从而改变情绪反应。例如，当工作中的一个任务失败时，你可以将其视为学习机会而非个人失败。这种策略依赖前额叶皮层的强大功能，能够有效降低负面情绪的强度。

（2）情绪抑制：短暂按下"暂停键"

情绪抑制是指刻意压制某些情绪反应，例如在紧张的会议中隐藏你的愤怒。然而，情绪抑制并非长久之计，过度使用这一工具可能导致内心冲突和心理负担。

（3）注意力转移：聚焦积极面

大脑可以通过改变注意力的焦点来调节情绪。例如，当你为生活中的一件小事烦恼时，将注意力转移到更大的目标或美好的回忆上，可以迅速缓解焦虑。这一过程涉及前额叶皮层和顶叶的协作。

4. 情绪调节的挑战：压力与不平衡

尽管大脑具有强大的情绪调节能力，但在某些情况下，这一系统可能失灵或受限。

（1）长期压力的干扰

长期处于压力状态会削弱前额叶皮层的功能，使得情绪调节变得更加困难。此时，杏仁核可能占据主导地位，让人更容易感到焦虑或愤怒。

（2）认知偏差的陷阱

认知偏差，例如"全或无"的思维方式，会让人难以以理性方式处理情绪。例如，失败一次可能被放大为"我永远都不行"，这种思维模式阻碍了情绪的有效调节。

5. 如何优化大脑的情绪处理能力

幸运的是，我们可以通过一些方法优化大脑的情绪处理机制，让情绪更加平衡。

（1）加强认知训练

通过冥想、正念练习等方法，可以增强前额叶皮层的功能，提高情绪调节能力。研究表明，定期冥想不仅能减轻焦虑，还能改善情绪的整体稳定性。

（2）健康的生活方式

充足的睡眠、均衡的饮食和适当的运动都有助于维持大脑的情绪平衡。尤其是有氧运动，可以促进内啡肽的分泌，为情绪带来天然的"缓冲带"。

（3）寻求社会支持

亲密的社交关系可以激活大脑中的奖励系统，帮助我们更好地处理情绪。例如，与朋友分享困扰时，大脑会分泌催产素，这种"亲密激素"能够缓解压力并提升幸福感。

请与自我和解

"与自我和解"是心理健康的核心，也是许多人追求内心平静的重要途径。随着现代社会压力的增加和外界评价的复杂化，人们往往与自己的内心拉开了距离，甚至陷入自我否定、过度批评的循环。大脑在这一过程中既是困扰的来源，也是解决问题的关键。学会与自我和解，不仅能缓解内耗，还能重建内心的平衡与力量。

自我和解指的是接纳自己的一切，包括优点和缺点、成就和失败，以及情绪的明亮面与阴暗面。这种接纳不是放任自流，也不是自我欺骗，而是一种基于理解与同情的全然接受。

自我和解不同于自我批评。在压力面前，我们的大脑往往倾向于过度反思自己的错误或不足。适度的反思能帮助我们成长，但过度批评则会让人陷入自责的深渊。例如，面对一次失败的工作汇报，自我批评可能会让你认为"我不够好"，而自我和解则鼓励你从失败中吸取教训，同时接受自己当时能力的局限性。

研究表明，自我接纳水平较高的人在面对困难时，更容易展现出韧性。这是因为他们不会被失败定义，而是将挫折视为成长的机会。大脑在这一过程中通过调节杏仁核的活动，减少焦虑反应，同时增强前额叶皮层对情绪的控制。

1. 和解的心理与生理基础

大脑的结构和功能深刻影响了我们如何看待自己。理解和解的生理基础，可以帮助我们更有效地培养这一能力。

（1）自我意识的"主控台"：默认模式网络（DMN）

DMN 是大脑中负责反思、内省和自我意识的重要区域。当我们独处或安静时，DMN 会变得活跃。过度活跃的DMN 可能导致反刍思维，让我们反复思考过去的错误或担忧未来的风险。而与自我和解相关的练习，例如正念冥想，可以通过抑制 DMN 的过度活跃，帮助我们专注于当下，减少内心冲突。

（2）催产素的作用：从生物到心理

催产素常被称为"亲密激素"，不仅在社交关系中发挥作用，也能促进我们与自己的连接。当我们以同情的态度对待自己时，大脑会分泌更多催产素，从而带来温暖和放松的感觉。这种生物反应是自我和解的生理基础之一。

（3）情绪调节的平衡：杏仁核与前额叶的协作

在面对批评或挫折时，杏仁核容易变得过度活跃，让我们感到羞愧或愤怒。而前额叶皮层则负责对这些情绪反应进行评估和调节。培养自我和解的能力，就是在大脑中建立一种健康的平衡机制，减少情绪失控的情况发生。

虽然和解的益处显而易见，但许多人觉得它难以做到。这种困难来源于多种因素：

文化与成长背景的影响：许多人从小接受的教育是"只有足够优秀才能被认可"，这种观念容易让人将自我价值与成就挂钩。一旦无法达成目标，内心的批评声便会不断放大。

完美主义的困扰：完美主义者往往对自己有极高的要求，追求零缺点的表现。然而，现实世界中没有人是完美的，过高的标准只会加重自我否定的压力。

对情绪的误解：许多人认为负面情绪是"坏"的，应该被压抑或消除。但实际上，悲伤、愤怒和焦虑等负面情绪是大脑对外界刺激的正常反应，也是内心成长的一部分。

2. 学习自我和解

与自我和解是一段需要练习和探索的旅程，这里我给大家列出一些行之有效的方法：

（1）接纳自己的情绪与缺陷

与其试图否认或掩盖自己的情绪，不如直面它们，并承认这些情绪的存在。大脑中的杏仁核在接纳过程中会逐渐减弱对负面情绪的反应，让我们更容易从痛苦中走出。

（2）进行自我同情练习

自我同情是指像对待朋友那样对待自己。例如，当你感到失败时，可以对自己说："这只是一次挫折，谁都会有这样的经历。"这种方式可以刺激催产素分泌，缓解情绪压力。

（3）正念与冥想的力量

正念练习能够增强前额叶皮层的活动，帮助我们摆脱反刍思维，专注于当下。每天花几分钟练习深呼吸或冥想，可以让你逐渐建立与自我的和谐关系。

（4）重塑认知模式

当你发现自己陷入负面思维时，可以尝试问自己："我是否对自己过于苛刻？有无可能用更宽容的方式看待这个问题？"这种认知重评策略能帮助大脑形成更健康的情绪反应。

自我和解不仅能帮助我们减少心理内耗，还能带来更广泛的益处：

提高人际关系质量：一个能接纳自己的人，更容易理解他人的缺点与局限，从而建立更加健康的关系。

增强心理韧性：与自我和解的人在面对挫折时更有能力应对，因为他们不再过分纠结于失败，而是将注意力放在问题的解决上。

促进身心健康：研究表明，自我接纳水平高的人更少经历焦虑与抑郁，同时拥有更好的免疫功能与身体健康。

与自我和解不是一个目标，而是一种持续的状态。在这个过程中，我们需要不断地倾听内心的声音，调节自己的认知与情绪。每一次与自我的对话，都是与和解更进一步的机会。

和解，并不是逃避问题，而是带着理解与包容，与自己的不完美共舞。在这个过程中，我们会逐渐变得更强大、更平和，获得更多的自由与喜悦。

第三章

积极与消极：帮大脑减减压

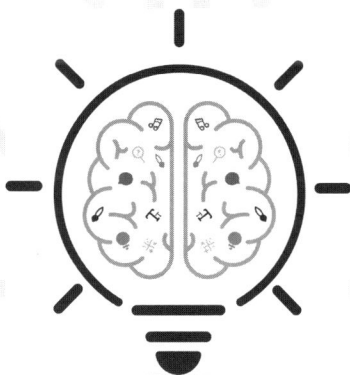

各式各样的压力源

压力无处不在，它可能来自工作、家庭、经济、健康等多个方面。生活中的各种压力虽然让人感到沉重，但通过识别压力的来源，并采取有效的应对策略，我们可以在压力面前保持冷静与理智。

1. 工作与职业压力

工作是大多数人生活中的主要组成部分，工作中的压力是最直接和最常见的压力源之一。在高压环境下工作的员工往往面临诸多挑战，例如：

工作负荷过重：随着全球化和信息化的加剧，许多工作变得更加繁忙和复杂。加班、赶项目、绩效考核、任务目标等都使得员工难以找到喘息的空间。长时间的工作压力容易导致身体的疲劳，影响睡眠，甚至导致心理问题，如焦虑症和抑郁症。

工作与生活的平衡：许多人一味在职场中追求成功，忽视了生活中的其他方面。不规律的工作时间和压力过大的工作环境，容易造成工作与家庭生活的失衡。对事业的过度投入，可能导致与家人和朋友的疏远，进而加重内心的焦虑和压力。

职场竞争：随着社会竞争的加剧，许多人在职场中面临巨大的压力，尤其是在岗位晋升、业绩评估、薪资待遇等方面的竞争，给人们带来沉重的心理压力。每个人都希望在职场上获得认可和成功，这种竞争压力可能导致情绪的波动和自我怀疑。

职场人际关系：职场中的人际关系也是压力源之一。上司的期望、同事的竞争、团队合作的冲突，都可能成为职场中的情绪压力源。尤其是在一些竞争激烈的职场环境中，员工可能会感到被忽视或不被尊重，进而产生焦虑和不安的情绪。

2. 经济压力

经济压力是当代社会中普遍存在的压力源之一。人们的消费水平不断提升，但同时经济发展状况的不确定性和收入的不稳定，也让许多人面临着巨大的经济压力。主要来源包括：

收入不稳定：尤其是在自由职业或不固定岗位工作的人群中，收入的波动性往往会带来较大的心理压力。无论是初入职场的新人，还是中年阶段的职员，都可能因为工作变动、市场竞争或经济危机而遭遇经济压力。

高额债务与贷款：房贷、车贷、信用卡债务等经济负担是现代社会中常见的压力源。很多人为了维持一定的生活水平和消费习惯，可能会承担较高的债务。高额的债务让人难以喘息，长期生活在这种压力下，不仅影响身体健康，还可能导致情绪问题和心理问题。

家庭责任：家庭是人们经济压力的另一个来源。随着生活成本的上升，许多家庭需要承担更多的支出，包括孩子的教育、老人的赡养以及生活中的日常开销。在很多情况下，家庭经济负担会让家中经济支柱感到巨大的压力，尤其是在独自承担家庭责任的单亲家庭或日常支出较大的家庭中。

经济发展状况的不确定性：经济发展状况的不稳定性，如失业率的上升、股市波动、通货膨胀等，也会对个人和家庭的经济状况产生影响。无论是企业裁员、经济萧条，还是突发的金融危机，这些不确定性都会增加个体的生活压力。

3. 人际关系压力

人际关系是我们生活的重要组成部分，而其中的冲突和误解，常常成为心理压力源。无论是家庭、朋友，还是工作中的人际关系，都可能成为压力的来源。

家庭压力：家庭中的人际冲突可能成为我们情感和心理的巨大负担。例如，父母之间的冲突、夫妻关系的不和谐、与孩子的代沟、老人的照顾问题，都可能给家庭成员带来巨大的心理压力。家庭中的纷争往往伴随着情感上的困扰，甚至可能影响到身体健康。

亲密关系的压力：恋爱、婚姻关系中的压力尤为突出。双方期望的不一致、生活习惯的冲突、性格的不合，都可能导致长期的情感紧张，影响到个人的情绪稳定。婚姻中的沟通不畅、情感不满和信任危机常常会引发负面的情绪反应，如焦虑、抑郁等。

社交压力：人们往往对自己在社交中的表现抱有很高的期望，担心自己在社交场合中表现不佳或不被接受。特别是在陌生的社交环境中，很多人可能会感到不安、焦虑，担心自己无法融入。在社交媒体盛行的今天，虚拟社交带来的压力也不容忽视。人们常常会在社交平台上与他人进行比较，产生焦虑和自卑感。

职场人际关系的压力：职场中的同事、上下级关系也是潜在的压力源。职场中的竞争、合作和沟通可能会引发焦虑、压力，甚至可能影响到职业发展。尤其是在架构较为复杂的组织中，人际关系的微妙变化很可能成为个体心理健康的潜在威胁。

4. 生活变故与健康压力

生活中的一些突发事件，如健康问题、亲人的离世、重大生活变动等，也会成为压力源之一。这些事件的发生不仅会改变人们的生活方式，还将深刻影响人们的情感和心理状态。

突发疾病与健康问题：当人们遭遇重大疾病，或者亲人、朋友突发健康问题时，常常会感到巨大的压力。疾病不仅会影响身体的健康，还会影响心理状态，让人感到焦虑、无助。长期的健康问题，如慢性病、癌症等，可能导致身心的极大压力，甚至影响到在家庭和职场中的正常生活。

丧失亲人的压力：亲人或朋友的离世，尤其是突然的死亡，常常让人经历极大的心理冲击和痛苦。这种情感上的伤痛可能让人陷入悲伤、孤独、愤怒等负面情绪中，甚至导致长期的抑郁。

生活的重大变动：搬家、换工作、离婚、结婚等生活事件，虽然表面上看是正常的生活变化，但也可能带来相应的心理负担。每一次生活的变动，都会带来适应的压力，这种压力让我们必须不断调整心态和行为，以应对新的生活环境和挑战。

5. 信息过载与科技压力

在信息化时代，我们每天都被大量的信息包围。无论是社交媒体的更新，还是新闻、电子邮件、工作任务的快速增长，这些信息过载往往成为现代社会的一大压力源。

社交媒体与虚拟压力：社交媒体的普及，让人们可以随时随地分享生活、与他人互动。然而，这也带来了信息的过载和虚拟世界中的压力。许多人在社交媒体上比较自己和他人的生活状态，感到不如别人，进而产生焦虑、低落甚至自卑的情绪。

工作中的信息处理：在现代工作中，大量的信息流需要我们不断处理和筛选。无论是邮件、会议记录、工作报告，还是团队沟通，都可能导致工作中的信息超负荷。信息的快速流动让我们难以停下来整理思绪，长期处于这种环境中，往往让人感到精神疲惫。

科技带来的焦虑：技术的快速发展，尤其是人工智能、自动化等领域的进步，使得人们面临着职业技能过时、工作被替代的焦虑感。科技虽然带来了便利，但也加剧了工作的不确定性和竞争压力，给人们带来了很大的心理负担。

适当的压力有时可以成为动力，但过度的压力会对身心健康造成负面影响。因此，学会管理压力，找到适合自己的减压方法，是现代人保持心理健康的重要课题。

压力下的大脑发生了什么

当大脑感知到压力时，它会启动一系列复杂的生物学反应，这些反应不仅能帮助我们应对挑战，也可能对大脑的结构和功能产生深远影响。了解压力对大脑的影响，能够帮助我们更好地理解在压力情境下大脑的运作方式，并为接下来的管理和恢复提供理论依据。

1. 压力反应的生物学机制

当个体面临威胁或压力时，大脑会迅速启动生理应激反应。这一过程通常被称为"战斗或逃跑"反应，这种机制源自大脑的边缘系统，特别是杏仁核。

杏仁核的作用：杏仁核是大脑中的情绪中心，负责处理恐惧和焦虑等情绪。当我们感知到威胁时，杏仁核会迅速启动警报系统，激活生理反应，如心跳加速、呼吸急促等。这种反应有助于我们迅速做出反应：逃跑或反击。然而，长期处于焦虑或压力状态时，杏仁核的过度活跃会导致情绪失控，增加患焦虑症或抑郁症的风险。

下丘脑 – 垂体 – 肾上腺（HPA）轴的功能：当杏仁核激活警报系统时，它会向下丘脑发出信号，启动 HPA 轴。下丘脑分泌促肾上腺皮质激素释放因子（CRH），刺激垂体释放促肾上腺皮质激素（ACTH），最终促使肾上腺分泌皮质激素。这种激素的释放帮助我们调整生理状态，提升身体的应对能力，如增加血糖、提高能量等。然而，长期的压力状态会导致皮质激素分泌过多，进而对大脑产生负面影响，尤其是在记忆和情绪调节方面。

交感神经与副交感神经的协调作用：交感神经系统在压力反应中扮演着关键角色。它调节身体的"战斗或逃跑"反应，使我们在面对威胁时迅速反应。与此同时，副交感神经则负责在威胁过后帮助身体恢复平静，降低心率和呼吸频率。在长期的压力状态下，交感神经系统持续激活，副交感神经未能及时恢复，导致身体无法恢复到正常状态，这会加重身体和大脑的负担。

2. 压力对大脑结构的影响

长期处于压力状态下，大脑的结构和功能会发生显著变化。大脑的某些区域在压力的影响下会发生形态变化，影响认知、记忆、情绪调节等多项功能。

海马体的萎缩：海马体是大脑中负责记忆和学习的关键区域，特别是对于长期记忆的形成至关重要。研究表明，长期的高水平皮质醇暴露会导致海马体的萎缩，使得个体在学习新知识、回忆过去事件和解决问题时变得更加困难。海马体的功能损害也会导致注意力缺陷和情绪不稳定，增加焦虑和抑郁的风险。

前额叶皮层的功能受损：前额叶皮层负责计划、决策、冲动控制和情绪调节等高级认知功能。长期的压力状态会导致前额叶皮层的功能减弱，使得个体在面对复杂任务时更难做出理性的判断和决策。同时，前额叶皮层的功能减弱还会影响情绪调节，导致个体更容易受到负面情绪的影响，甚至导致情绪失控或冲动行为。

杏仁核的过度活跃：在面对压力时，杏仁核的过度活跃是导致焦虑、恐惧等负面情绪的重要原因。长期处于压力中会导致杏仁核的神经连接增强，使得个体对威胁的反应更加敏感。即使在没有实际威胁的情况下，杏仁核也可能会激活，从而引发不必要的焦虑或恐惧反应。过度活跃的杏仁核还可能影响大脑的其他区域，导致情绪管理和决策判断的困难。

大脑奖赏系统的失衡：大脑的奖赏系统，包括多巴胺和内啡肽等神经递质，负责调节愉悦感和动机。压力会影响奖励系统的功能，特别是多巴胺的分泌。当个体长时间承受压力时，多巴胺的分泌可能减少，导致个体对愉快活动的兴趣下降，进而影响学习动机和对生活的满足感。这种变化与抑郁症的发生密切相关。

3. 压力对认知功能的影响

长期的压力不仅对大脑的结构产生影响，还会显著削弱大脑的认知功能。认知功能包括学习、记忆、注意力和执行功能等，它们是人类日常生活和工作中不可或缺的能力。

学习与记忆的障碍：长期的压力往往导致海马体的萎缩和前额叶皮层功能的减弱，从而使记忆力和学习能力下降。个体在面对学习任务时，可能感到难以集中注意力和理解新信息。即使学习过程中没有外部的干扰，压力也会使大脑的工作记忆能力受到影响，导致信息的加工和存储困难。研究发现，长期处于压力中的个体通常会在记忆测试中表现较差，尤其是在需要长期记忆和复杂思维的任务中。

注意力与专注力下降：压力状态下，大脑的注意力资源被过度消耗，导致个体的专注力和反应速度下降。长期的焦虑和过度担忧会让个体难以集中精力处理任务，甚至在简单的任务中也容易分心。压力引发的情绪波动会使大脑的工作记忆和注意力系统失衡，从而影响个体在工作、学习和日常生活中的表现。

决策与判断能力的削弱：压力不仅影响注意力和记忆功能，还会削弱决策和判断能力。前额叶皮层在压力下的功能减弱，使得个体在面对复杂的情境时更难做出理性的决策。长期存在的压力会导致个体更加依赖直觉和冲动反应，而非理性思考，这可能导致低效的决策和行为偏差。例如，在高压环境下，个体可能更容易做出鲁莽的决策，忽视长期后果，仅关注眼前的短期利益。

4. 压力与情绪调节的障碍

情绪调节是指个体通过认知和行为的方式来管理和调整自己的情绪反应。压力常常影响大脑调节情绪的能力，导致情绪失调和心理健康问题。

情绪不稳定：压力导致杏仁核的过度激活，使得个体对负面情绪的反应更加敏感。情绪调节系统的失衡使得个体在面对压力时更加容易出现情绪波动。压力下的个体往往表现出更高的易怒性和冲动性，情绪的波动不仅影响他们的心理健康，还可能影响到与他人的互动和人际关系。

焦虑与抑郁：长期的压力还与焦虑和抑郁等心理问题密切相关。大脑对压力的适应机制往往无法有效缓解持续的压力，导致情绪调节系统无法恢复平衡。焦虑症和抑郁症患者的大脑功能表现出明显的异常，例如杏仁核过度活跃、前额叶皮层功能减弱等。这些大脑功能的改变使得个体对负面情绪的管理更加困难，从而陷入长时间的情绪低谷。

压力对大脑的影响深远而复杂。从生理机制到认知功能，再到情绪调节，压力的负面影响贯穿了大脑的各个层面。长期的压力不仅会改变大脑的结构，导致记忆、注意力、决策等认知功能的下降，还可能引发情绪失调，导致焦虑、抑郁等心理健康问题。因此，理解压力如何影响大脑，是我们有效应对和管理压力的第一步。

释放压力的方法

长期的压力会对身体和大脑造成不利影响，因此找到合适的释放压力的方法至关重要。这一节我们将探讨一些有效的压力释放方法，这些方法不仅能帮助个体从紧张的环境中解脱出来，还能从根本上提高生活质量。与前面提到的情绪调节方法不同，我们将重点讨论一些简单、实用且易于执行的压力释放技巧，帮助人们恢复内心的平静和进行身体的放松。

1. 身体运动：释放紧张的最佳方法

运动是一种简单而有效的压力释放方法，能够帮助大脑和身体从紧张的状态中解放出来。运动不仅能释放内啡肽等让人感觉良好的神经递质，还能调节身体的生理功能，帮助缓解压力。

有氧运动：跑步、游泳、骑行、快走等有氧运动能大大提高心率，增强心肺功能，并通过促进血液循环来减少身体的紧张感。研究表明，每周进行 3~4 次，每次 30 分钟至 1 小时的有氧运动，可以显著降低压力水平，帮助个体恢复平和的心态。

瑜伽与普拉提：瑜伽是一种结合呼吸和动作的运动形式，特别适合缓解因长期工作或紧张情绪积累的压力。通过缓慢的伸展动作，瑜伽不仅能够放松身体的肌肉，还能通过专注呼吸来帮助调整紧张情绪。普拉提也是一种帮助提高身体协调性和核心力量的运动，能够有效减少肌肉紧张，促进身体的整体放松。

力量训练：力量训练（如举重或自重训练）有助于增强肌肉力量，同时也能通过激活交感神经系统来释放压力。尽管这种运动形式比较高强度，但它通过让身体付出努力，帮助个体从心理负担中得到解脱。通过逐步增加重量和强度，个体不仅能提高身体的力量和耐力，还能获得情绪上的释放。

2. 创意活动：释放内心的压力

创造性活动能够让人忘记压力，进入一种完全放松的状态。这类活动不仅能帮助释放情绪，还能激发大脑的创造力，带来满足感和成就感，从而减少焦虑和压力。

绘画与艺术创作：艺术活动可以帮助大脑从逻辑思维的负担中解放出来。即使没有绘画技巧，随心所欲地涂鸦或进行抽象画创作，也能极大地释放内心的压力。艺术创作是一种情感表达的途径，它让个体能够通过视觉艺术外化自己的情绪，达到心理的放松和愉悦。

音乐与舞蹈：唱歌或演奏乐器是一种简单而有效的压力释放方式。研究表明，音乐能够促进大脑释放多巴胺，使人产生愉悦感。无论是聆听轻松的音乐，还是通过演奏乐器来表达情感，都能显著提高个体的情绪稳定性。此外，舞蹈也是一种非常好的放松方式。跳舞不仅能释放身体的紧张感，还能帮助个体释放内心的压抑情绪，增强身体的舒适感。

写作与日记：将内心的感受通过文字表达出来是一种非常有效的自我调节方法。写作让个体能够将负面的情绪和压力通过语言外化，这一过程有助于减少内心的纠结与焦虑。即便没有具体的写作技巧，随手写下每天的所思所感，也是释放压力的好方法。写日记时，不仅要记录事件，还要注意描述自己的情感和想法，这种方式能够帮助个体理清思绪，释放心中的不安与压力。

3. 自然环境中的放松

亲近大自然是最简单的减压途径之一，它能够帮助大脑和身体放松，缓解压力和焦虑。许多研究表明，待在自然环境中对压力的缓解有显著的效果，甚至短暂地散步也能显著降低压力水平。

森林浴：这是源自日本的一种减压活动，意思是"在森林中沐浴"。研究表明，待在绿色植物茂盛的环境中，能有效降低体内的皮质醇水平，减轻身体的紧张感。森林浴的核心就是"放松"，通过与自然的接触，感受大自然的气息，帮助大脑恢复平静。

海边散步：海边的风景和声音有助于放松心情，减少焦虑。海风、沙滩、波涛声和自然光线，能够让人身心得到极大的放松，尤其是在巨大的工作或生活压力下，海边的安静环境能够帮助我们重新找回内心的平衡。

公园漫步：即便无法经常到达森林或海边，城市中的公园也是放松身心的好地方。在公园里漫步，呼吸新鲜空气，观察周围的树木、花草，感受四季的变化，这些自然元素都能有效地缓解压力。公园中的绿意让人感到宁静，足够的空间和自然景色也能帮助放空大脑，减少紧张和焦虑。

4. 深度放松技巧：释放身体和大脑的紧张

深度放松技巧是一种通过系统训练，帮助身体和大脑从紧张的压力状态中逐步恢复平静的方式。这类方法不仅能促进身体的放松，还能帮助大脑恢复理性思考，减少焦虑。

渐进性肌肉放松：这种方法由美国生理学家埃德蒙·雅各布森提出，强调通过有意识地收紧和放松不同部位的肌肉来缓解压力。渐进性肌肉放松通常从脚趾开始，逐渐上升到全身，按部就班地进行。通过反复练习，个体能够更好地感知身体的紧张与放松，并在日常生活中更轻松地应对压力。

深呼吸：深呼吸是一种非常简单但高效的减压方法。通过有意识地调节呼吸，个体可以有效地激活副交感神经，减缓心跳、降低血压，促进身体的放松。与深呼吸结合的冥想，也是一种帮助大脑释放压力的好方法。

正念冥想：正念冥想强调完全专注于当下的体验，不对自己或他人的情绪产生评判。通过练习正念冥想，个体可以学会接受当下的情境，不被焦虑或压力所左右。这种冥想方式尤其适合那些在工作或生活中常常感到焦虑和压力的人群，能帮助他们培养身心的韧性。

5. 社交与支持网络：减轻压力的社会支持

人类是社会性动物，社交互动和支持网络在减轻压力方面发挥着重要作用。与他人建立起的健康关系，不仅能提供情感上的支持，还能帮助我们以更积极的心态应对生活中的各种挑战。

与朋友和家人交流： 与亲朋好友分享自己的烦恼，能够帮助缓解情绪，获得情感上的支持。社交互动不仅能增强归属感，还能通过倾诉释放积压的情绪，减少压力。

参加群体活动： 参加一些社交活动或兴趣小组，尤其是那些以减压为目的的群体活动，如瑜伽班、读书会、运动俱乐部等，都能够在增强人际关系的同时，获得情感支持，减少孤独感和焦虑感。

压力无处不在，但通过简单、有效的方法，我们可以帮助自己减轻身体和大脑的负担。运动、创意活动、自然接触、深度放松技巧和社交互动等，都是有效的压力释放手段。通过这些方法，个体不仅能够从日常生活的压力中解脱出来，还能提升身体的健康和心理的韧性。重要的是，我们要学会在生活中找到属于自己的压力释放方式，从而实现更高质量的生活和内心的平静。

第四章

模仿与超越：高效的脑力学习

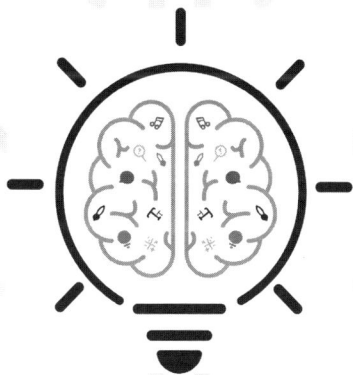

学习的关键期

学习是大脑的一项核心功能，而大脑在不同年龄阶段的学习效率和方式也各有不同。科学研究揭示了"大脑的关键期"这一概念——某段时间内，大脑对信息的吸收和学习能力尤其强大，学得更快、更有效。这个时期通常处于儿童和青少年阶段，而理解这一时期对学习的影响，有助于我们更好地利用大脑的自然潜力，最大化学习的效果。

1. 大脑的可塑性：学习的基础

大脑的可塑性是指大脑在接收信息、学习技能时，神经结构和功能发生变化的能力。简单来说，大脑可塑性就像是大脑的"自我调整"机制，它帮助大脑适应新的环境、解决新的问题，并在学习过程中不断更新和优化神经回路。神经科学的研究发现，儿童和青少年时期，大脑的可塑性最为强大，这也是这个阶段学习效率更高的原因。

在大脑的发育过程中，神经元通过形成新的连接来"记住"信息，这一过程叫作突触生成。而当信息被多次使用时，这些突触连接会变得更强、更稳定。这就是为什么年轻时学到的东西，尤其是语言和运动技能，能够深刻地影响一生。随着年龄增长，尽管大脑仍保持一定的可塑性，但可塑性和学习的速度都会有所降低。

2. 关键期：最适合学习语言的阶段

语言学习是学习关键期最常被提及的例子。大脑在儿童时期对语言的学习具有天然的优势，尤其是语音的感知和发音。研究发现，婴儿在 0~3 岁时对语言输入非常敏感，这一时期被认为是语言学习的"黄金期"。例如，帕特里夏·K.库尔等人的研究表明，婴儿能够非常轻松地识别和模仿不同语言的语音和语调，甚至可以学习多种语言而不感到困惑。

但是，随着年龄增长，大脑对语言的适应性逐渐降低。比如，青少年在学习第二语言时，往往会遇到发音和语法的困难。这是因为在关键期过后，大脑的语言处理区域，尤其是布洛卡区和韦尼克区，对新的语言输入不再像婴儿时期那样敏感了。这就是为什么许多人会在成人后感到学习外语更具挑战性，特别是在语音模仿和语法规则的掌握上。

3. 运动技能的学习与大脑的适应性

除了语言学习，大脑在发展早期也特别擅长学习运动技能。儿童期，尤其是 3~6 岁，是大脑感知和运动能力发展的关键时期。肯纳德和梅特勒在实验中发现，儿童大脑对运动技能的学习非常高效，他们能够通过模仿和练习快速掌握基本的运动协调和控制技能。

在这个阶段，运动技能的学习不仅是大脑的运动皮层在工作，还涉及其他感官脑区的参与，从而帮助儿童更好地协调身体的各个部位。研究也表明，运动训练能显著提高儿童的身体协调性、反应速度以及平衡能力，而这些能力的建立依赖于大脑的高度可塑性。

然而，随着年龄的增加，运动技能的学习虽然仍然有效，但相对较难达到儿童时期的"突破性进展"。成年人虽然能通过练习提高某些运动技能，但大脑的可塑性已经不像儿童时期那样高，这也是为什么很多成人在学习某些新的运动技能时，往往会遇到瓶颈。

4. 青少年期：抽象思维和决策的关键期

青少年期不仅是生理变化的关键期，也是大脑认知功能发展的重要阶段。在这个阶段，青少年的前额叶皮层逐步成熟，这一大脑区域负责计划、决策、问题解决和自我调节。伊丽莎白·索维尔等人的研究发现，青少年期，尤其是 12~18 岁，前额叶皮层的发育和成熟速度非常快。这个时期的学习更多集中在复杂的抽象思维和批判性思维的培养上。

此时，青少年能够进行更加复杂的逻辑推理和问题解决，数学、科学等学科的学习通常会达到一个新的高度。但这并不意味着青少年的大脑已经完全成熟。研究显示，尽管青少年能够处理复杂的信息，但他们的决策往往仍然容易受到情绪和即时奖励的影响，这是因为青少年大脑的前额叶皮层还没有完全发育成熟，他们的决策更多依赖于情感和即时反馈而非理性判断。

5. 成人学习：可塑性与经验的结合

尽管成年后的大脑可塑性不如儿童和青少年时期那样强大，但成人的大脑仍然保持一定程度的可塑性，特别是在学习新技能、保持认知能力和应对新挑战时，神经可塑性依然起到了关键作用。研究表明，成人的学习更多依赖于对现有知识和技能的强化与应用，即通过经验依赖性可塑性来学习新信息。

帕斯卡尔－莱昂内等人的研究显示，成人的大脑依然能够通过持续地学习和练习来加强现有的神经回路。例如，学习新语言或新技能的成年人，通过不断地练习和反复刺激，能够有效地增强相关神经回路，提升认知能力。这种学习方式与儿童时期的学习方式有所不同，但依然可以带来显著的学习效果。

6. 学习关键期的教育启示

了解学习关键期对教育实践有着重要的启示。对于儿童和青少年，教育者可以利用这些大脑发育最为敏感的时期，通过科学的教学方法和适宜的学习内容，最大化学习效率。在儿童期，尤其要注重对语言和运动技能的学习，因为这是大脑最容易吸收这些信息的时期。

对于青少年，教育应聚焦在培养抽象思维、批判性思维以及复杂问题解决能力方面，尤其是在数学、科学、哲学等领域，通过更有挑战性的学习内容来促进认知能力的发展。成人则可以通过长期的持续学习和训练，保持大脑的活力和适应性，尤其是职业技能提升和认知能力维护方面，能够显著提升个人的生活质量和工作效率。

学习的关键期是大脑可塑性最强的阶段，尤其是在儿童和青少年时期。在这个时期，大脑能够迅速吸收和整合新的信息，学习效率极高。随着年龄的增长，大脑的可塑性逐渐减弱，但这并不意味着成人大脑无法进行学习和适应。理解学习的关键期，可以帮助我们设计更有效的教育和学习策略，从而在各个生命阶段都能高效地进行学习和认知提升。

大脑如何处理学习任务

学习是一个涉及大脑多个区域和神经机制的复杂过程。无论是学习一门新语言、解决数学问题，还是学习如何骑自行车，大脑都在背后默默运作，帮助我们处理信息、做出决策并记忆所学内容。认知神经科学的研究揭示了大脑如何通过多种神经网络和区域的合作来完成学习任务。通过对这些机制的理解，我们不仅能更好地了解学习的本质，还能优化学习方式，提高学习效率。

1. 信息的输入：感官和注意力的作用

学习始于对外部信息的接收，大脑通过感官系统获取来自外界的各种信息。在这个过程中，注意力的集中与信息的选择性加工至关重要。

感官输入与信息传递：我们通过眼、耳、口、鼻等感官来接收外部世界的刺激。例如，学习一门语言时，大脑首先通过耳朵感知语音信号，并通过视网膜接收口形信息。这些信息会通过神经系统传递到大脑的不同区域进行处理。视觉信息进入大脑后，首先由枕叶的视觉皮层进行初步处理，而听觉信息则由颞叶的听觉皮层接收和解析。

注意力的聚焦：注意力集中是大脑有效处理信息的基础。无论是在听讲座、阅读书籍，还是在考试时进行信息加工，注意力的集中程度都将直接影响学习效果。前额叶皮层是调控注意力的主要区域，它帮助我们关注选择的信息并抑制无关的干扰。当我们专注于某项任务时，前额叶皮层能够抑制大脑其他区域的活动，集中精力处理当前任务。研究发现，专注于一个任务的持续时间与前额叶皮层的活跃程度密切相关。

2. 信息加工：大脑的工作记忆与长期记忆

信息被感知后，如何在大脑中进行加工、存储并提取是学习的核心部分。大脑通过工作记忆和长期记忆两种机制来处理和存储信息。

（1）工作记忆：信息的暂时存储和处理

工作记忆是一种临时存储和处理信息的能力，通常用于我们解决问题、做决策或进行思考的过程中。工作记忆类似于计算机的随机存取存储器（RAM），它允许我们同时处理多个信息，并根据需要对这些信息进行操作。在学习过程中，工作记忆帮助我们保持当前任务的信息，并进行短期处理。例如，在解数学题时，我们需要同时记住题目中的数字和所用的方法，然后进行计算。

工作记忆的核心区域包括前额叶皮层，尤其是与计划和决策相关的区域。研究表明，工作记忆的容量有限，一般成人能同时处理的信息量大约为 7 项，这也是为什么我们在面对过多信息时容易感到不知所措。

（2）长期记忆：信息的永久存储

当信息在工作记忆中处理完毕，它会被转移到长期记忆中进行储存。长期记忆是大脑将信息存储并长期保持的能力，这使得我们能够回忆起过去学到的知识和经验。长期记忆涉及大脑的多个区域，尤其是海马体。

海马体是大脑中负责形成新记忆的关键区域。它帮助我们将短期记忆转化为长期记忆，尤其在情景性记忆（例如个人经历）和空间记忆（例如地理位置）中发挥重要作用。然而，长期记忆的形成并不是一蹴而就的，它需要通过反复复习和使用来强化记忆回路，形成持久的神经连接。

3. 信息的处理：大脑的自动化与策略

在学习过程中，大脑不仅要有效地处理新信息，还要根据经验形成合适的学习策略。随着我们不断练习，许多任务会逐渐变得自动化，大脑不再需要耗费大量的认知资源来处理。

（1）自动化：减少认知负担

当我们通过反复练习掌握了一项技能时，它会逐渐变得自动化。比如，熟练的钢琴演奏者在弹奏时，不再需要专注于每个手指的动作，而是可以将注意力集中在对音乐的表达上。大脑在这一过程中会通过强化神经回路，使得动作和思维变得更加流畅和自然。这一过程涉及大脑的基底神经节，该区域帮助我们自动执行已经习得的动作，减少对前额叶皮层的依赖。

自动化不仅能提升任务执行的速度和效率，还能将更多的认知资源分配给其他任务。在学习语言时，随着词汇和语法的积累，我们不再需要每次都刻意记住一个单词的拼写或语法结构，而是能自动地进行语言输出。这种自动化的过程降低了大脑的认知负担，让我们能够同时处理更多的信息。

（2）策略性学习：提高学习效率

尽管一些任务能够自动化，但学习过程中也需要有意识地选择和应用有效的学习策略。研究表明，大脑在处理复杂任务时，会根据不同的学习目标采取不同的策略。例如，在解答难题时，我们可能会使用分析策略，逐步拆解问题并分析各个部分；而在进行创意写作时，我们则可能使用联想策略，通过快速构思来激发灵感。

前额叶皮层是大脑决策和策略规划的核心区域，它帮助我们根据目标和环境的变化调整学习策略。大脑通过不断尝试和评估不同的学习策略，选择最有效的方式来处理当前任务。有效的学习策略能显著提高学习效率，尤其是在面对复杂信息时，能够帮助我们更好地组织和整合知识。

4. 信息的提取与回忆：大脑如何检索知识

学习的最终目标是能够有效地提取和回忆所学的信息。无论是在考试中回忆知识，还是在日常生活中运用经验，大脑的回忆系统都在发挥重要作用。

（1）信息提取与检索

信息的提取是指我们从长期记忆中检索出所学内容并加以运用。在这个过程中，海马体和大脑皮层之间的互动非常重要。海马体不仅在长期记忆的存储中起着关键作用，还在信息提取时帮助我们找到相关的记忆回路。研究表明，海马体与大脑皮层之间的联系在回忆过程中尤为关键，因为大脑皮层存储了信息的多维度特征，而海马体则帮助我们提取这些信息。

（2）回忆的精确性与效率

回忆的精确性和效率依赖于大脑对信息的存储组织方式。例如，当我们将新知识与已有的知识建立联系时，大脑会形成更加紧密的神经网络，使得信息的提取更加高效。因此，学习时的深度加工和联想是提高回忆效率的关键。

情感在回忆中的作用也不容忽视。研究发现，伴随强烈情感的经历更容易被记住，并且在回忆时具有更高的精确度。大脑的杏仁核在情感记忆的形成中起着至关重要的作用，它与海马体协同工作，帮助我们将情感丰富的信息牢牢记住。

大脑处理学习任务的过程是多层次、多区域协同运作的过程。通过感官输入、注意力调控、信息的加工与存储、策略应用和回忆提取，大脑能够高效地处理各种学习任务。理解这一过程有助于我们在学习过程中采用更科学的策略，提升学习效率。

创造力与顿悟时刻

创造力是大脑最为复杂且充满神秘感的功能之一，它不仅体现在艺术创作和发明创新上，也在日常生活中发挥着重要作用。从解决问题到产生新想法，创造力贯穿于我们的思维和行为之中。而"顿悟时刻"（Aha Moment），即那种灵感突如其来、问题瞬间解决的时刻，是创造力的经典表现。理解创造力的工作机制，尤其是顿悟时刻的产生，可以帮助我们更好地培养和激发大脑的创造性潜能。

1. 创造力的神经科学基础

创造力通常被定义为将原本不相关的想法或概念联系起来，从而产生新的见解或解决方案的能力。这个过程涉及大脑多个区域的协调和交互，尤其是负责记忆、联想、情绪和决策的区域。

默认模式网络（DMN）：大脑中的默认模式网络是与我们的内心世界、反思和联想相关的神经网络。当我们不专注于外界任务时，这个网络会处于活跃状态。研究发现，默认模式网络在创造性思维中扮演重要角色，尤其是在自发生成新想法和解决方案时。当我们进行自由联想或思维漫游时，DMN 会帮助我们跳出常规思维的框架，产生新的联想和创意。

前额叶皮层与执行功能：前额叶皮层是大脑中负责高

级认知功能的区域，涉及计划、决策、冲动控制和问题解决。在创造性任务中，前额叶皮层能够帮助我们组织和分析思维，并根据需要做出相应的调整。它能在碰到困难或挑战时引导大脑采取新颖的解决方案。例如，在设计一个新的产品或解决复杂的数学问题时，前额叶皮层帮助我们进行逻辑推理、选择方案并调整策略。

海马体与记忆整合：海马体在大脑的学习和记忆中起着核心作用。创造力往往依赖于对过去经验和知识的整合。海马体不仅能帮助我们将新的信息存储到长期记忆中，还能在新旧信息之间建立联系，帮助我们在解决问题时找到不同的视角。通过对已有知识的重组和再组合，大脑能够在不同的情境下生成新的想法和创意。

这些神经机制表明，创造力不是单一大脑区域的活动，而是多个脑区合作的结果。大脑在处理信息时会在多个区域之间建立联系，并根据需求进行"跨界"联想，从而激发新的想法。

2. 顿悟时刻：灵感的闪现与大脑的突然觉醒

"灵光一现"之时，我们常会发出"啊哈"的惊喜声音。这个时刻通常是在尝试解决一个问题时，突然获得新颖的解决方案或理解某个难点的瞬间。顿悟时刻往往伴随着强烈的情绪体验，我们感到受阻的思路突然变得清晰、顺畅，仿佛所有的难题瞬间迎刃而解。

顿悟时刻的神经机制：神经科学家通过脑电图（EEG）和功能性磁共振成像（fMRI）研究发现，顿悟时刻的产生涉及大脑多个区域的活动。例如，右侧前额叶皮层在问题解决的过程中起着至关重要的作用。研究发现，当我们突然意识到问题的解决方案时，右侧前额叶皮层会急剧激活，它帮助我们将不相关的想法和信息整合到一起，形成新的见解。

此外，奖赏系统，特别是伏隔核也在顿悟时刻中发挥作用。伏隔核是与愉悦感和奖励感受相关的区域。当我们获得新的解决方案或灵感时，伏隔核的激活让我们感到愉悦和满足，从而增强这种创造性思维的效果。

顿悟时刻的情绪体验：顿悟时刻通常伴随着强烈的情感反应，许多人在体验到这种时刻时，可能会感到"豁然开朗"或"如梦初醒"。这种情绪的激增，往往会让人深刻记住这个时刻。研究发现，这种情感反应与大脑中杏仁核的活动密切相关，杏仁核在情绪记忆和奖励感知中起着关键作用，它帮助我们将这一瞬间的"灵感"深深记住。

3. 创造力的提高：如何激发大脑的顿悟时刻

虽然顿悟时刻通常被认为是一种偶然的灵感闪现，但实际上，创造力并非完全依赖于运气，它是可以通过某些方式进行培养和激发的。根据神经科学的研究，以下几种方法可以帮助我们提升创造力，并增加顿悟时刻的出现频率。

　　放松与思维游离： 研究表明，当大脑放松时，它更容易进入"灵感爆棚"状态。默认模式网络的激活有助于灵感的涌现。在解决问题时，适当地休息和放松，尤其是短暂地散步或冥想，有助于让大脑从紧张的工作模式中解脱出来，激发新的联想。实际上，许多科学家和艺术家表示，他们的灵感往往是在放松时涌现出来的，而非长时间的专注思考之后。

　　巴巴斯的研究显示，大脑在放松状态下会自发地进行信息整合，这为新的创意提供了土壤。长时间的高强度专注可能导致大脑疲劳，从而抑制创造力的发挥。

　　跨学科思维与多样化的经验： 多样化的经验和跨学科的学习也有助于提升创造力。大脑在学习新知识时，能够通过整合不同领域的信息和经验，发现其中的联系，从而产生新的思路。例如，一位科学家通过与艺术家的交流，可能会从艺术的角度获得灵感，反之亦然。

　　史蒂夫·乔布斯曾提到，他在创办苹果公司时，通过将艺术与技术结合，创造出了许多创新的产品。跨学科的学习能够激发大脑不同区域之间的协作和联动，提高创造性思维的效率。

　　限制与挑战激发创新： 研究发现，适当的限制和挑战往往能促进创造力的提高。过于自由的环境虽然有利于想象力的释放，但在某些情况下，设定一些限制或难度反而能激发大脑寻找解决方案的动力。美国心理学家吉尔福特曾提出，"限制性的挑战"能够激发个体的创造性思维，促使大脑运用更高效的策略进行问题解决。

多任务与信息交叉：虽然过多任务共同处理可能会影响注意力，但在某些情况下，快速切换任务和信息交叉反而能提升创造力。不同任务之间的信息交叉和快速反应，可以帮助大脑发现隐藏的联系。研究发现，多任务处理在增强灵活性和适应性的同时，也能激活大脑多个区域，促进新观点的生成。

4. 创造力与社会互动：团队合作中的顿悟时刻

创造力并非完全是个人的特质，它也在团队合作中发挥重要作用。团队中的多元化思维能够激发更多的创意，从而促进顿悟时刻的产生。

集体创造力：当团队中的成员来自不同背景，拥有不同的知识和经验时，集体思维的多样性往往能够帮助团队发现新思路。吉尔福特的研究指出，团队协作能够增强信息的交流与碰撞，从而激发更多的创意和灵感。

情感与社交支持：社交互动中的情感支持也能够激发创造力。团队成员之间的积极互动和情感支持，有助于增强创造性思维的效果。研究表明，团队中积极的情感氛围能够提高集体决策的质量，同时增加顿悟时刻的出现频率。

创造力和顿悟时刻不仅是偶然的灵感，它们是大脑复杂运作的结果。大脑通过不同区域的协作和联动，将过去的经验与新信息结合，产生新的想法和解决方案。通过理解创造力的神经机制，我们可以通过放松、跨学科学习、设定挑战等方式激发创造力，并增加顿悟时刻的出现。无论是在个人的学习中，还是在团队合作中，理解并利用这些机制，都能够帮助我们更高效地解决问题和创新。

高效率背后的脑力运转

在当今快速变化的社会中，高效率地学习和工作成为越来越多人追求的目标。每个人似乎都在不断寻找方法，以更少的时间和精力完成更多的任务。事实上，高效的思维和行为背后，离不开大脑的精密运作。通过理解大脑如何在处理任务时优化资源和分配能量，我们可以揭示高效率背后的脑力运转机制。

1. 大脑的资源分配与工作记忆

高效学习和工作离不开大脑对资源的合理分配。大脑的资源主要指的是有限的认知资源，包括注意力、工作记忆容量和信息处理能力。工作记忆是大脑临时存储和处理信息的系统，是高效学习和思考的基石。

工作记忆的角色与局限：工作记忆负责在执行任务时

暂时保存和操作信息。它相当于一个"信息处理器"，通过将信息从短期记忆转化为长期记忆，帮助我们处理问题和进行复杂的思考。然而，工作记忆的容量有限。研究表明，成人的工作记忆通常只能同时处理5~9个信息单位。这就是为什么我们在面对信息过载时容易感到困扰。

高效的大脑运转能够通过优化对工作记忆的使用，避免资源的浪费。大脑通过"内隐学习"将一些常见任务或知识自动化，从而减少工作记忆的负担。例如，熟练的钢琴家在弹奏时几乎不需要思考每个手指的动作，而是自动进行复杂的协调。这种自动化不仅节省了认知资源，还提高了执行任务的速度和精准度。

资源分配的优化：大脑通过前额叶皮层来调控工作记忆和注意力。当大脑处理多个任务时，前额叶皮层会根据任务的优先级和重要性，分配足够的资源以保证任务的顺利完成。例如，当我们需要同时处理多个问题时，大脑会评估各项任务的难度和紧急性，并将更多的注意力资源集中在最重要或最紧急的任务上。通过这种精细的资源调配，大脑能够保持较高的效率。

2. 自动化与习惯：大脑节省能量的策略

大脑非常擅长通过自动化和习惯的形成来节省认知资源。在高效运作的大脑中，许多任务会变得自动化，从而不需要我们每次都消耗大量精力去处理。这种自动化的过程可以通过长期练习来实现。

基底神经节的作用：基底神经节是大脑中与习惯形成和动作自动化相关的区域。研究发现，当我们重复执行某个任务时，基底神经节会逐渐增强神经回路的连接，使得这些任务变得更加自动化。这就是为什么我们在做熟悉的事情时，能够快速、高效地完成，而不需要集中注意力或过多思考。

比如，开车对于许多人来说已经成为一项自动化的任务，驾驶者可以在不专心的情况下顺畅驾驶，甚至在思考其他问题时也能够执行复杂的操作。大脑通过基底神经节优化这些自动化任务，从而提高了日常生活和工作的效率。

习惯的力量：习惯是大脑通过长期反复练习建立的自动化行为模式。习惯不仅帮助我们节省大脑的认知资源，还能提高执行任务的效率。查尔斯·都希格在其著作《习惯的力量》中提到，良好的习惯可以显著提高生活和工作的效率。例如，早晨起床后立即进行运动、准备早餐等一系列常规行为，逐渐变成固定的习惯，无需花费太多思考和决策时间。

3. 聚焦与分心：大脑如何保持高效专注

在高效的思维中，专注力是不可或缺的。大脑需要集中精力处理当前的任务，避免外部干扰和无关信息的干扰。有效的专注不仅依赖于大脑的注意力网络，还与情绪调节、神经递质的平衡密切相关。

专注力与前额叶皮层：前额叶皮层是大脑中负责规划、决策、冲动控制和注意力调节的区域。当我们专心于某项任务时，前额叶皮层会帮助我们集中注意力，抑制无关的思维和外部干扰。例如，在做数学题时，大脑会通过调节前额叶皮层的活动，增强对数字和公式的处理能力，并屏蔽外部的声音或信息。这种专注力的调节机制使得大脑能够高效地完成任务。

多任务处理与认知负担：虽然多任务处理听起来有助于提高效率，但科学研究表明，频繁的任务切换会导致认知负担的增加，反而降低工作效率。埃亚尔·欧菲尔等人的研究发现，多任务处理会使大脑的前额叶皮层负荷过重，从而降低任务的完成速度和质量。当我们频繁在不同任务之间切换时，大脑必须重新调节注意力，导致信息处理的效率大大下降。

这也解释了为什么长时间的高效工作需要专注而非分散注意力。有效的工作和学习往往需要我们在一个任务上保持足够的专注，避免被外部干扰分散注意力。

4. 大脑的奖励机制：如何提高动力与效率

高效工作不仅依赖于大脑的认知资源，还与情绪和动力密切相关。大脑的奖励系统是调节动力和情绪的重要机制，它在推动我们完成任务和保持高效表现中发挥着至关重要的作用。

多巴胺与动机：多巴胺是一种与奖励和动机相关的神经递质，它在大脑的奖励系统中扮演着重要角色。当我们完成任务或取得进展时，多巴胺的分泌会使我们感到愉悦，从而激发进一步的动力。研究发现，在高效工作中，适当的奖励能够增强大脑的动力，使我们持续投入并提高生产力。

即时奖励与延迟满足：大脑的奖赏系统不仅关乎即时满足，还涉及延迟满足的能力。沃尔特·米歇尔于1972年做的著名实验展示了延迟满足与自控力之间的关系。在实验中，面对眼前的棉花糖，儿童有两个选择，要么立即吃掉，要么等待一段时间后获得更多的奖励。研究表明，能够延迟满足的儿童往往在未来表现出更高的自控力和更好的学习成绩。对于高效工作来说，能够推迟即时的奖励，集中精力完成任务，最终获得更大的回报，是提升效率的关键。

5.心流状态：高效工作的巅峰体验

"心流状态"（Flow），是心理学家米哈里·契克森米哈赖提出的概念，它指的是个体在全身心投入某项活动时所产生的一种高度专注、投入和愉悦的体验。在心流状态中，大脑处于一种高效工作的最佳状态，个体会感觉时间流逝得异常迅速，任务完成起来也变得轻松愉快。

研究发现，当人们处于心流状态时，大脑的前额叶皮层和基底神经节会协同工作，帮助个体在没有过度自我意识干扰的情况下完成任务。此时，任务和动机高度契合，大脑能够自动调节认知资源的分配，以达到最佳表现。在心流状态下，个体的工作效率大大提高，同时也体验到较高的满意度。

6.如何进入心流状态

为了进入心流状态，任务的挑战性和个人的能力需要处于一种平衡的状态。如果任务太简单，个体可能会感到无聊；如果任务太难，个体则可能感到焦虑。因此，选择适当的挑战性任务，并在工作过程中保持高度的专注和投入，是实现高效工作的关键。

大脑的高效运作依赖于多个神经机制的协调合作。从工作记忆的精细调控到奖励系统的动力激发，大脑在处理任务时能够根据需求灵活调整资源，并通过自动化和习惯降低认知负担。保持专注、合理分配资源、优化工作环境，并通过激励提高动力，是实现高效工作的关键。在未来的学习和工作中，通过理解和利用大脑的这些机制，我们不仅能够提高效率，还能更好地应对复杂和挑战性任务。

如何利用脑力提升学习能力

学习是一项涉及大脑多个区域和功能的复杂任务。无论是学习新知识，还是提升已有技能，大脑的高效运作都是关键。随着认知神经科学研究的深入，科学家们发现，学习不仅是反复记忆和练习，更涉及大脑如何利用其神经机制和资源。通过科学的方法和策略，我们不仅能够提升学习的效率，还能增强长期记忆、提高创造力，并更好地应对挑战。

1. 利用神经可塑性：优化学习策略

神经可塑性是大脑适应外部环境变化的能力，它帮助我们学习新知识并记住。有效的学习不仅依赖于时间的投入，还需要正确的学习策略来最大化利用大脑的可塑性。科学的学习方法可以促进神经连接的形成，增强记忆的稳定性和长期性。

分散学习与间隔效应：研究表明，分散学习比长时间的集中学习更有效。艾宾浩斯的遗忘曲线表明，我们在学习后遗忘的速度很快，但通过间隔复习，可以有效地巩固记忆。将学习内容分成若干个小块，每次集中精力学习20~30分钟，然后休息片刻，过一段时间再复习，可以让大脑的神经回路得到加强。通过这种方式，大脑的海马体能在长时间的学习间隔后逐步巩固新信息，并将其转移到长期记忆中。

联想学习：记忆并不是孤立存储的，信息在大脑中的存储是通过神经回路互相连接实现的。因此，通过联想不同的学习内容，大脑能够在学习时建立更多的神经连接。比如，在学习某个新概念时，将其与已有的知识、情感或实际经验联系起来，可以激活大脑的不同区域，使信息的提取更加高效。

帕特里夏·库尔的研究表明，儿童在学习语言时通过联想将新词语与具体的物体、动作、情感或情境联系起来，这种联想学习使得语言习得更加高效。同样的策略也适用于成人的学习，尤其是当我们学习新技能或新知识时，建立多层次的联想网络，有助于提高记忆和理解的深度。

2. 专注与注意力管理：优化认知资源的分配

大脑的认知资源是有限的，尤其是在复杂的学习任务中，注意力和工作记忆的有限性可能会影响学习效果。科学研究表明，高效的学习不仅依赖于持续的时间投入，还要合理调配大脑的注意力资源，确保专注于当前的任务。

提高注意力的集中度：研究发现，前额叶皮层在集中注意力和抑制干扰信息方面发挥着至关重要的作用。当我们集中注意力时，前额叶皮层帮助我们选择性地处理与任务相关的信息，而忽视其他不必要的干扰。为了提高学习效率，可以采用单任务法，避免在学习时分心做其他事情。

每当注意力分散时，可以休息几分钟，进行深呼吸或冥想，帮助大脑恢复专注力。

专注的时间管理：大脑在长时间集中注意力时会消耗大量的能量，因此适当的休息和任务切换非常重要。番茄钟（Pomodoro）时间管理法提倡每专注工作 25 分钟，休息 5 分钟，这样可以让大脑保持高效运转，同时防止疲劳和认知过载。研究表明，这种周期性的工作和休息可以提高大脑的效率，避免因长时间工作而产生注意力下降。

3. 睡眠与大脑恢复：巩固记忆与学习效果

许多人认为，熬夜学习可以提高学习效果，但事实上，睡眠对于大脑的学习和记忆至关重要。科学研究表明，睡眠不仅能帮助大脑恢复能量，还能促进信息的整合和记忆的巩固。睡眠的质量直接影响到大脑的学习能力。

睡眠与记忆巩固：在学习之后，大脑会通过睡眠来巩固新学到的信息。马修·沃克指出，睡眠，特别是深度睡眠，能够促进大脑海马体和皮层之间的联系，帮助新知识从短期记忆转移到长期记忆中。此外，快速眼动（REM）睡眠对创造性思维和问题解决也具有重要作用，它帮助大脑进行信息的重组和创新。

例如，科学家曾发现，在经历了深度睡眠后，参与者解决复杂问题的能力显著提高，这表明睡眠有助于激发创造力和提高学习效率。因此，为了优化学习效果，保证充足的睡眠尤为重要，成人通常需要每晚 7~9 小时的睡眠。

昼夜节律与学习：大脑的学习效率还与昼夜节律密切相关。科学研究表明，大脑在一天中的不同时间段具有不同的效率。通常在早晨和晚上，大脑的认知能力和工作记忆更为高效。利用这些高效时间段进行深度学习或复杂任务，能够提高效率。

4. 运动与认知提升：大脑与身体的互动

运动不仅对身体健康有益，也能显著提升大脑的学习能力。运动通过增加血液循环、改善氧气供应，促进大脑神经的生长和修复，从而增强大脑的认知功能。

运动对大脑的积极影响：研究发现，定期进行有氧运动，如跑步、游泳和骑行等，能够提高大脑的神经可塑性，增强记忆和学习能力。埃里克·K. 埃里克森的研究表明，运动能够促进神经生长因子的分泌，这些因子有助于神经元的生长和修复，并在学习过程中提高大脑的信息处理能力。

运动与情绪调节：运动还能够通过提高内啡肽的水平来改善情绪，从而为高效学习提供更有利的心理环境。内啡肽是大脑中与愉悦感相关的神经递质，它能够减轻焦虑和压力，使得学习者能够以更轻松、专注的心态进行学习。

5. 心理调节与正念冥想：提高认知灵活性

心理调节是提升学习能力的另一个重要因素。正念冥想和情绪调节能够显著提高大脑的认知灵活性，帮助我们更好地应对学习中的挑战。通过正念冥想，个体能够增强自我控制能力，集中注意力，减少焦虑和压力，从而提高学习效果。

正念冥想的神经机制：正念冥想通过专注当下的体验，帮助个体抑制无关思维，提高对任务的专注度。研究发现，长期进行正念冥想能够增强大脑前额叶皮层的功能，提高决策能力、情绪调节能力和记忆力。例如，理查德·戴维森的研究表明，冥想能够增加前额叶皮层的厚度，这有助于提升认知灵活性和执行功能。

情绪调节与学习效率：情绪会显著影响学习效率。焦虑、压力或负面情绪会分散注意力，降低学习效率。而通过情绪调节，尤其是通过冥想和深呼吸等放松技巧，能够帮助大脑恢复到最佳的学习状态。这些方法不仅能改善情绪，还能提高工作记忆效率和思维的清晰度。

利用大脑的神经机制和认知策略来提升学习能力，不仅有助于提高学习效率，还能激发创造力和解决问题的能力。通过实践科学的学习方法，如分散学习、联想学习、专注力管理和优化睡眠，我们可以最大化开发大脑的潜力。与此同时，身体运动、正念冥想和心理调节等方法，也能帮助大脑保持最佳的学习状态。理解并应用这些策略，不仅能够提高学习效果，还能保持大脑的健康和活力。

第五章

快速与审慎：爬出决策的陷阱

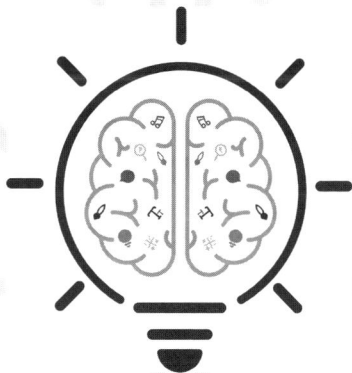

决策与冲动行为的来源

每一天，我们都会做出各种各样的决策，从选择早餐吃什么，到在职场中做出重要的业务决策，甚至是我们如何应对突发事件。这些看似普通的决策，背后其实都涉及大脑中复杂的运作机制。决策本身是一种认知过程，它不仅依赖于我们对信息的理解和判断，还与我们的情绪、经验、目标和社会环境密切相关。然而，在决策的过程中，我们经常会遇到一些冲动行为，这些行为往往不理性，甚至会让我们后悔。要想理解决策和冲动行为的来源，我们需要从大脑的神经机制出发，探讨大脑是如何做出判断和决策的。

1. 决策的神经机制：大脑如何做出选择

决策并非一蹴而就，而是在大脑多个区域间的互动中逐步进行的。每一个决策都伴随着对信息的处理、分析和评估，而这些过程几乎是无意识的。

（1）前额叶皮层：决策的指挥中心

大脑的前额叶皮层被认为是决策和计划的主要区域，它负责评估不同选择的利弊、预测不同选择的后果，并帮助我们做出最终的决定。当我们在面对两种或多种选择时，前额叶皮层会根据我们的目标和动机来分析每一个选项的潜在利益和风险。

例如，当我们在做选择时，前额叶皮层会进行"成本－效益分析"。如果我们需要在购物时选择购买高价产品还是便宜产品，前额叶皮层会帮助我们权衡价格与质量之间的关系，最终做出符合我们目标的决策。

（2）杏仁核与情绪的影响

决策并不仅是理性分析的结果，情绪也在其中扮演着重要的角色。杏仁核是大脑中与情绪相关的重要区域，它帮助我们处理情绪反应，尤其是对于威胁、奖励和负面情绪的感知。杏仁核的激活，常常会影响我们的决策，特别是在面对恐惧或奖励的情境时。

比如，在面临一个具有风险的决策时，如果大脑的杏仁核过度活跃，我们可能会倾向于做出更为保守的选择，避免冒险。而如果我们过于追求短期的奖励，杏仁核的激活也可能促使我们做出冲动的决策，忽视长期后果。

（3）多巴胺与奖赏机制

多巴胺是大脑中的一种重要神经递质，通常与奖励和愉悦感相关。每当我们做出决策，并得到反馈时，大脑中的多巴胺就会释放，带来愉悦感或满足感。例如，当我们在选择购买某样商品时，成功的购买决策会让大脑释放多巴胺，使我们感到愉悦和满足。

然而，过度依赖多巴胺的奖赏机制，尤其是在面对即时奖励时，可能会导致我们做出冲动的决定。例如，面对优惠券、限时打折等促销活动时，我们可能会冲动购买一些不必要的物品，这正是多巴胺激活和即时奖赏机制的表现。

2. 冲动行为的来源：情绪与短期利益的诱惑

冲动行为通常源于未经过深思熟虑的决策，它往往伴随着强烈的情绪反应，或者是对即时奖励的追求。科学研究发现，冲动行为的来源与大脑的奖赏系统、情绪调节和即时满足的偏好密切相关。

（1）即时奖励的吸引力

当我们面临选择时，大脑往往会倾向于选择即时的、短期的奖励，而不是长远的回报。神经科学家的研究表明，大脑的伏隔核和杏仁核在处理即时奖励时非常活跃。伏隔核是大脑奖赏系统的关键区域，当我们得到即时的满足或奖励时，伏隔核会释放多巴胺，使我们感到满足和愉悦。这种即时满足的愉悦感，往往让我们忽视长期后果，选择短期的利益。

例如，当我们面对诱人的美食时，尽管知道吃得过多不健康，但大脑中的奖赏系统仍会促使我们立即享用。这种即时的满足感让我们做出冲动决定，忽略了健康饮食带来的长期回报。

（2）情绪对冲动行为的影响

情绪在冲动行为中起着至关重要的作用。当我们处于焦虑、愤怒、压力或极度疲劳的状态时，大脑的杏仁核和奖赏系统会比平时更为活跃。此时，冲动行为往往是情绪反应的直接产物，而非理性决策的结果。

例如，许多人在重压之下或情绪低落时，会通过购物、暴饮暴食等方式来寻求短期的安慰。这些冲动行为虽然能暂时减轻不快的情绪，但长远来看往往会带来不良后果，如经济压力或健康问题。

（3）自控力与冲动控制

冲动行为的发生，也与大脑中自控力的发挥有关。自控力是指大脑前额叶皮层抑制冲动、延迟满足的能力。沃尔特·米歇尔的经典实验，即著名的"棉花糖实验"，揭示了自控力与冲动行为的关系。

这种延迟满足的能力依赖于大脑前额叶皮层的功能，而当前额叶皮层受到压力或情绪影响时，控制冲动的能力就会下降，冲动行为更容易发生。

3. 决策与冲动行为的社会因素

除了大脑内部的机制，社会和环境因素同样在我们的决策和冲动行为中发挥着重要作用。社会压力、文化环境和他人的行为会影响我们的决策方式和冲动行为的表现。

（1）社会影响：从众心理的作用

在社会环境中，个体的决策常常受到他人行为的影响。这种现象被称为从众效应。例如，研究表明，当一个群体中的多数人选择某个选项时，个体往往会倾向于跟随群体的选择，而不一定会基于自己的理性判断。广告、促销和社交媒体也往往通过这种社会影响，促使我们做出冲动的消费决策。

西奥迪尼的研究表明，从众效应可以通过社交认同、社会压力和群体期望等多种方式影响我们的决策，尤其是在我们感到不确定时。

（2）文化和社会规范的影响

不同的文化和社会背景也会影响我们的决策模式和冲动行为。在一些文化中，追求即时满足和物质享受的行为可能被视为正常和可接受的，而在其他文化中，延迟满足和自律则更为受重视。因此，社会和文化因素不仅影响我们的决策过程，也会塑造我们对冲动行为的容忍度和应对方式。

决策与冲动行为的来源是复杂的，既涉及大脑的神经机制，也受到情绪、环境和社会因素的影响。大脑在做决策时，前额叶皮层负责理性思考和规划，杏仁核则会根据情绪和即时奖励的需求影响决策。而冲动行为通常是由大脑奖赏系统的过度激活、情绪的波动和短期回报的诱惑所推动的。理解这些机制，有助于我们在日常生活中做出更理性的决策，并避免冲动行为带来的负面后果。通过增强自控力、合理管理情绪，并在决策时考虑长期利益，我们可以更好地规避决策的陷阱，提高生活质量。

诱人的消费主义

在现代社会，消费已成为人们日常生活中不可避免的一部分。无论是在购物中心、超市，还是通过社交媒体上的广告，我们每天都会接触到大量的消费诱惑。然而，许多人可能没有意识到，这些诱人的消费选择背后，其实存在着一个精心设计的"消费主义怪圈"。这个怪圈通过不断地刺激、满足和诱导，促使我们进行更多的消费，而这背后正是大脑的认知机制和社会环境的共同作用。了解消费主义怪圈的运作方式，不仅可以帮助我们做出更加理智的决策，还能改善我们的消费习惯，避免被过度消费所困扰。

1. 消费主义的心理学基础：大脑如何被诱惑

消费主义怪圈并非偶然，它根植于大脑的神经机制和心理反应中。大脑的奖赏系统，在诱人的消费主义陷阱中起着至关重要的作用。

（1）伏隔核与多巴胺的作用

伏隔核是大脑中负责奖励和愉悦感的区域，每当我们获得奖励或满足时，伏隔核就会释放多巴胺，带来愉悦的感觉。这种神经递质的释放，激励我们继续追求奖励和满足。在消费主义的背景下，广告、促销和打折活动通常会利用这种机制激发我们对商品的欲望。例如，当我们看到打折促销或限时优惠时，大脑中的伏隔核会产生兴奋和愉悦感，促使我们产生购买欲望。即便是非必需品，我们也往往会因为这种愉悦感而做出冲动购买的决定。

（2）即时奖励与长远利益的冲突

购物和消费通常带来即时的满足感，而这种即时的奖励正是消费主义怪圈的核心。大脑倾向于追求短期的回报，尤其是在看到"优惠"和"限时"标签时，我们的大脑会认为现在购买是最好的选择。尽管这些商品并不一定是我们真正需要的，但大脑会通过即时满足的多巴胺释放，强化我们做出购买决定的动机。这也是为什么很多人会因为促销、限时折扣等外部诱因做出冲动性购买，即使这些购买行为与他们的实际需求不符。

（3）情绪与消费决策

消费主义还通过情绪激发来增强购买欲望。例如，当我们感到沮丧、压力或无聊时，大脑中的杏仁核和奖赏系统会被激活，推动我们寻求快速的情绪缓解方式。购物成为许多人用来排解不良情绪的一种方式，特别是在社交媒体的影响下，很多商家通过情感营销诱导消费者通过购物来获得情绪上的满足。这种方式通过短期的愉悦感和多巴胺的释放，形成了消费主义的恶性循环。

2. 社会影响：消费主义的外部推动力

除了大脑的奖赏机制，社会影响也是消费主义怪圈得以运转的重要因素之一。在现代社会，广告、社交媒体、文化价值观和他人行为等因素，不断推动人们的消费欲望。

（1）广告与心理影响

广告不仅展示了产品，它还通过情感、社会认同和心理暗示来激发消费者的购买欲望。商家利用情感营销和品牌认同来吸引消费者。例如，很多奢侈品牌通过广告塑造一种高端、优越的形象，使消费者产生购买这些品牌商品的渴望。广告通常不仅是在告诉我们商品的功能和价值，更是在塑造一个"理想的自我"——购买某个产品或品牌，意味着消费者能够成为更好的自己。这种广告策略利用了人们的社会认同需求和对身份认同的渴望。

（2）社交媒体与从众心理

随着社交媒体的普及，我们每个人都能随时看到他人的生活和消费行为。研究表明，社交媒体上的广告和他人的消费行为会显著影响我们的购买决策。从众效应是指个体在群体压力下做出追随大众的选择。在社交媒体上，看到他人炫耀自己新购买的物品、晒出奢华的度假生活或展示自己的最新潮流穿搭时，许多人会不自觉地受到影响，产生"如果我也拥有这个，我就能像他们一样幸福"的想法。

这种社交影响使得很多人将消费作为社交认同和自我价值的一种体现。广告商通过社交媒体上的"名人代言"和"用户评价"，进一步加强了这种从众心理，从而推动消费主义的扩展。实际上，越来越多的人在消费时并不是基于实际需求，而是为了获得他人的认同和赞赏。

（3）消费文化与社会认同

在许多社会中，消费已不再仅是为了满足基本需求，还是一种社会地位、身份和个人价值的体现。现代社会的文化和价值观深深植根于消费主义理念之中。例如，节假日的大规模促销、黑五购物季等，已经从一种单纯的购物活动演变成了全社会的集体行为。在这些时刻，人们"血拼"不仅是为了购买所需的商品，而是为了融入集体，分享共同的"购物狂欢"体验。

这种消费文化通过不断强化购买的社会认同感，使得个体超越自身实际需求，去购买那些并不真正需要的商品。大脑在面临社会压力时会倾向于做出与群体一致的选择，从而形成了消费主义的恶性循环。

3. 过度消费的后果：经济、心理和环境的影响

尽管消费能带来短期的满足感，但过度消费却可能带来长期的负面影响。从给个体带来的经济压力和心理困扰，到对环境的影响，消费并非没有代价。

（1）经济负担与财务压力

过度消费的直接后果之一就是财务压力。许多人在享受即时满足的过程中，忽视了财务健康的重要性。信用卡的过度使用、对贷款的依赖和无计划的消费习惯，往往让

消费者陷入经济困境。长期的财务压力不仅会影响个人的生活质量，还可能导致焦虑、抑郁等心理问题。

（2）心理健康的影响

过度消费可能会引发一系列心理问题。很多人通过购物来缓解焦虑、压力或不满，但这种短期的情绪释放往往并不持久，反而会加重负面情绪。心理学研究表明，过度依赖消费来获得愉悦感的人，往往会出现焦虑和自我价值感的降低。长期陷入消费主义怪圈的人，可能会忽视生活中更深层次的幸福感，如人际关系、个人成长和自我满足。

（3）环境的负担

过度消费不仅给个人带来压力，也对地球环境造成了巨大的负担。现代消费主义推动了生产过剩、资源浪费和环境污染。大量的商品生产需要消耗自然资源，而过度的包装和运输也带来不可忽视的环境负担。每年，数百万吨的塑料废弃物和一次性商品进入垃圾填埋场，对生态环境造成了沉重的负担。

4. 如何跳出消费主义怪圈

消费主义怪圈看似难以摆脱，但通过科学的策略和自我觉察，我们可以逐步减少对消费的依赖，走出这个怪圈。

（1）意识到冲动消费背后的机制

第一步是意识到冲动消费的来源和背后的心理机制。

通过认识到大脑的奖赏系统和外部环境的影响，我们可以更理性地审视消费行为。学会在购物前给自己一些冷静的时间，避免冲动决策，可以帮助我们减少不必要的购买。

（2）预算管理与理性消费

制订并严格执行消费预算，是跳出消费主义怪圈的有效方法之一。通过合理规划每月的收入和支出，并设定优先级，我们可以避免无谓的消费，同时积累必要的储蓄。理性消费不仅有助于财务健康，也能帮助我们更加清楚地认识到自己的实际需求，避免过度消费带来的困扰。

（3）减少社交媒体的影响

限制自己使用社交媒体的时间，可以规避无谓的消费诱惑。尤其是在看到别人分享自己的消费经历时，要学会保持清醒和独立判断，避免被他人行为所左右。

消费主义怪圈通过大脑的奖赏机制、情绪反应和社会影响力，促使我们在不知不觉中陷入过度消费的陷阱。虽然短期的消费可以带来愉悦感，但长期来看，这种行为对个人的财务、心理健康以及环境都会带来不良影响。通过提高自我觉察、制订理性消费计划、减少外界诱惑，我们可以跳出消费主义怪圈，保持理性和可持续的生活方式，从而获得更高质量的生活体验。

大脑的奖赏与愉悦机制

在我们的日常生活中，几乎每一项行为都会涉及大脑中的奖赏系统。无论是完成一项任务、吃一顿美食，还是在社交互动中获得认可，背后都伴随着大脑对愉悦的反应。大脑中的两种关键神经递质——多巴胺和内啡肽，在这一过程中起着至关重要的作用。它们不仅影响我们的情绪、动机和行为，还与我们的成就感、幸福感和满足感密切相关。了解多巴胺和内啡肽的作用机制，有助于我们更好地理解大脑如何调节奖励和愉悦，同时也能帮助我们利用这一机制，提升生活质量。

1. 多巴胺：大脑的"动力源泉"

多巴胺是一种神经递质，在大脑中扮演着多种重要角色。它常被称为"大脑的动力源泉"，因为它与动机、奖赏、愉悦、学习等方面的功能密切相关。当我们完成一项任务或获得奖赏时，多巴胺会在大脑的奖赏系统中释放，带来愉悦的体验，并激励我们再次追求类似的奖赏。

（1）多巴胺与动机

多巴胺的分泌通常与目标导向行为密切相关。它帮助我们设定目标并为实现目标提供动力。例如，当我们设定一个小目标并开始努力实现时，随着每一步的推进，大脑中的多巴胺系统会不断给予奖励，促使我们继续努力。这种持续的动力来自多巴胺系统的反馈机制，告诉我们"继续前进，你离目标更近了"。

例如，工作中我们每完成一项小任务所获得的满足感，实际上都是大脑通过多巴胺给我们的一种奖励信号，提醒我们这一行为是值得的，应该继续下去。这种机制不仅发生在工作中，在学习、锻炼，甚至是社交互动中，多巴胺都起到激励作用，推动我们向前进。

（2）多巴胺与奖赏系统

多巴胺的作用不仅体现在完成目标后、获得奖励时，它还在对奖励的期待中发挥着重要作用。大脑通过多巴胺帮助我们产生对奖赏的预期，并将这种预期转化为动力。例如，看到商店橱窗里的新商品，或者收到社交媒体上的"点赞"时，大脑会分泌多巴胺，我们的心理和生理状态都被调动起来，激发购买欲望或社交互动的欲望。

这种机制解释了为什么人们在面对短期奖励时容易做出冲动的选择。因为多巴胺的激活让我们觉得获得即时奖励会带来愉悦感，这种强烈的愉悦期待常常让我们忽视长期后果。比如，吃上一块巧克力、观看一集电视剧或购买心仪的商品，都可能瞬间让我们体验到一种被"奖励"的愉悦感，虽然这些行为的长期价值并不显著。

2. 内啡肽：大脑的天然"止痛药"

内啡肽是一种神经递质，它在大脑和身体中起到的主要作用是缓解疼痛、减少压力和提升幸福感。与多巴胺不同，内啡肽不仅与奖励相关，还直接影响我们的情绪稳定、舒适感和整体幸福感。

（1）内啡肽与愉悦感

内啡肽的分泌通常伴随着愉悦和满足感，它在提升情绪方面的作用非常显著。无论是在运动后，还是通过冥想、艺术创作等方式，内啡肽的释放都能带来轻松愉快的感觉。例如，"跑者的高峰体验"就是因为内啡肽的分泌，它能够让我们感觉到愉悦、满足和放松，从而减少痛苦和压力。

研究发现，内啡肽的分泌还与身体的自我调节机制密切相关。在长时间的身体疲劳或心理压力中，内啡肽通过缓解疼痛和焦虑，帮助身体恢复平衡。因此，内啡肽不仅能让我们在享受愉悦时感到舒适，还能在我们忍受压力、焦虑或痛苦时起到安抚和缓解的作用。

（2）内啡肽与社会互动

内啡肽还与社交行为紧密相关。与他人建立积极的社交联系，特别是亲密关系中的互动，会促进内啡肽的分泌。例如，拥抱、亲吻、与朋友聚会等社交活动都能促进内啡肽的释放，从而提升我们与他人的情感联结和幸福感。研究发现，社会支持和积极的社交互动能够帮助人们更好地应对压力，提升心理健康水平。

例如，许多人在经历压力或痛苦时，会向亲友寻求安慰，倾诉心事，这种交流本身就能够通过促进内啡肽的释放带来心理上的愉悦和舒适。内啡肽的这种调节作用也让我们在困难时刻能够感到温暖和慰藉。

3. 多巴胺与内啡肽的相互作用

多巴胺和内啡肽之间的相互作用构成了大脑奖赏和愉悦机制的核心。它们通过相互协作，不仅帮助我们获得动力，还让我们体验到满足和愉悦。

（1）行为奖励与情感满足的结合

当我们努力工作、完成目标或参与社交活动时，大脑的多巴胺系统会首先被激活，带来动力和对奖励的期望。随着我们逐步接近目标，内啡肽则开始分泌，带来愉悦感和满足感。通过这种相互作用，大脑能够形成正向循环，进一步增强行为的驱动力。

比如，当你完成一项工作任务并获得老板的肯定时，首先会产生多巴胺的激励作用，促使你继续努力；接着，随着任务的完成和认可的获得，内啡肽开始分泌，帮助你体验到满足感和自豪感。这种循环不断强化我们的行为，推动我们在今后的生活中继续追求更多的成就。

（2）即时满足与长期幸福的平衡

虽然多巴胺和内啡肽能够带来强烈的即时满足感，但它们也可以帮助我们建立对长期目标的坚持。比如，在长期的职业发展过程中，尽管每一步的进展都可能是微小的，但每当我们完成一个目标，感受到多巴胺的激励和内啡肽的愉悦时，都会增强我们对未来挑战的适应力和动力。

这种机制不仅适用于工作中的目标，也同样适用于个人生活中的习惯养成。通过逐步设定小目标并逐一实现，我们可以不断触发大脑的奖赏机制，从而在长期目标的实现中获得更多的满足和愉悦。

4. 利用多巴胺和内啡肽提高生活质量

理解多巴胺和内啡肽的作用机制，能够帮助我们更有效地利用大脑的奖赏系统来提升生活质量。

（1）设定目标与规划未来

我们可以通过设定长期和短期目标来激活大脑的多巴胺系统，从而提高动机和工作效率。短期目标的达成会带来即时的奖励和愉悦感，而长期目标的实现则能带来持久的成就感和幸福感。

（2）培养积极的社交关系

增强与他人的联系，特别是与家人、朋友和同事的互动，不仅能通过内啡肽的分泌带来愉悦，还能增强我们的情感联结和心理健康。积极的社交互动可以帮助我们在压力之下保持心理的平衡，提升整体幸福感。

（3）保持运动

经常进行有氧运动，如跑步、游泳、瑜伽等，可以促进内啡肽的分泌，使我们在锻炼过程中体验到"运动高峰"。这种愉悦的体验不仅能改善我们的情绪，还能增强身体的健康。

多巴胺和内啡肽在大脑中的循环是我们体验愉悦、满足和动力的基础。它们通过奖赏机制激励我们追求目标，带来情绪上的愉悦感。理解这两者的相互作用，能够帮助我们更好地管理自己的动机、设定目标，并在生活中获取更多的幸福感。通过科学的目标设定、积极的社交互动和健康的生活方式，我们不仅能够利用大脑的奖赏机制提升效率，还能提高整体的生活质量。

用脑科学提高决策力

决策是我们生活中无处不在的活动，涉及日常选择、职业规划、财务管理甚至情感关系等方方面面。每个决策的背后，都是大脑在不断处理信息、评估风险、预测结果并做出判断。科学研究揭示了大脑在做决策时的运作机制，通过理解这些机制，我们可以利用脑科学的理论帮助我们做出更好的决策，避免冲动行为和决策偏差，从而提升决策质量。

1. 大脑的决策过程：从信息处理到选择

决策并非一时冲动或随意选择，而是一个复杂的认知过程，涉及大脑多个区域的相互作用。理解这些大脑机制，有助于我们意识到在做决策时，哪些因素会影响我们的判断。

（1）前额叶皮层：决策与规划的指挥中心

前额叶皮层是大脑中负责高级认知功能的区域，它不仅与规划、目标设定和决策相关，还在情绪调节、冲动控制和自我监控方面发挥重要作用。当我们需要在多个选择中做出决策时，前额叶皮层会帮助我们评估不同选项的利弊，预测每个选择可能带来的结果，并做出理性选择。

例如，在面对是否购买一款商品时，前额叶皮层会帮助我们评估这项消费是否符合我们的预算，是否值得购买。它通过整合情感和理性信息来做出最终选择。此外，前额叶皮层还帮助我们设定长期目标，并在做决策时平衡即时满足与长期回报的关系。

（2）杏仁核：情绪对决策的影响

虽然前额叶皮层在理性决策中起主导作用，但情绪也在决策过程中起着重要的辅助作用。大脑中的杏仁核与情绪、恐惧和奖励密切相关。当我们面临决策时，杏仁核会帮助我们感知潜在的风险和奖励，从而影响我们的情感反应。例如，当我们选择是否接受一个看似有风险的投资时，杏仁核会让我们对可能的损失产生恐惧情绪，而在选择低风险的选项时，杏仁核的活动较少。

然而，杏仁核的过度活跃有时也会导致不理性的决策。

比如，过度焦虑或恐惧的情绪可能让我们做出回避风险、过于保守的选择，而忽视了潜在的长期收益。因此，认识到情绪对决策的影响，可以帮助我们平衡情感和理性，做出更为明智的决策。

（3）多巴胺与奖赏系统：驱动决策的动机

多巴胺是大脑中与奖赏和动机相关的神经递质。当我们做出某个选择并获得奖励时，大脑会释放多巴胺，带来愉悦感和满足感。决策的过程中，多巴胺不仅帮助我们预期奖赏，还通过激励系统促使我们追求即时的回报。在面对诱人的选择时，大脑的奖赏系统常常推动我们做出快速反应，尤其是当某个选项看似能带来即刻的满足感时。

然而，过度依赖多巴胺的奖赏机制可能导致我们做出冲动决策。例如，在面对短期回报时，我们可能会忽视长期目标，从而做出不理智的选择。因此，理解多巴胺的作用，能够帮助我们更加理性地评估决策，避免被短期诱惑所左右。

2. 决策偏差与认知误区：克服大脑的决策陷阱

尽管大脑具备强大的决策能力，但在实践中，我们常常会受到各种偏差的影响，导致决策失误。认知偏差是指人们在处理信息时，偏离理性判断的系统性错误。科学研究揭示了许多常见的决策偏差，了解这些偏差有助于我们做出更理性的决策。

（1）锚定效应：初始信息的影响

锚定效应是指人们在做决策时，会过度依赖最初获得的信息，即使这些信息与决策无关。例如，如果商店首先展示了一个高价商品，那么我们接下来对其他商品的价格判断可能会受到高价商品的影响，即使这些商品的价格相对合理。这种现象表明，大脑在决策时容易依赖初始信息，而忽视后续的详细分析。

为了克服锚定效应，我们可以尝试将自己的决策从最初的信息中解放出来，尽量避免对最初的"锚"产生过多依赖。在做决策时，可以通过调研更多信息，或者将注意力分散到其他相关的因素上，以确保做出更全面和理性的选择。

（2）可得性偏差：根据印象来判断

可得性偏差是指人们倾向于根据容易回忆起的例子或信息来做决策，而忽视那些不容易记起的重要信息。例如，新闻中经常报道某些灾难事件或突发事故，我们可能会认为这些事件发生的频率远高于实际情况，从而做出过于谨慎或过度反应的决策。大脑在做决策时，倾向于被容易回忆起的事件或信息影响，而忽略了那些不容易记起的事实。

为了克服可得性偏差，我们可以尝试通过理性分析和数据支持来做出决策，而不是仅仅依赖个人的记忆或印象。事先收集足够的信息，并进行全面评估，有助于减少由偏见带来的判断错误。

（3）过度自信：高估自己的判断能力

过度自信是指人们在决策时，往往高估自己的能力和对结果的预测准确性。例如，在投资决策中，很多投资者过于自信，认为自己能够预测市场走向，从而做出过于激进的决策。研究表明，过度自信常常导致我们忽视潜在风险，做出高风险、高成本的决策。

克服过度自信的方法是保持谦逊，认识到自己的局限性。在做决策时，我们可以通过与他人交流、咨询专家意见，或收集更多的背景数据来降低个人偏见的影响。合理设定目标和期望，并为不可预见的风险做好准备，能够帮助我们更加理性地面对决策。

3. 如何提高决策质量

了解大脑的决策机制和决策偏差后，我们可以采取一些策略来提高决策的质量，使得我们的选择更加理性和科学。

（1）设定明确目标：引导决策的方向

做决策时，明确的目标是决策过程的起点。无论是个人生活决策，还是工作中的决策，设定清晰的目标可以帮助大脑明确选择的标准和方向。例如，在职业选择时，明确自己的兴趣、技能、价值观和目标，有助于筛选适合自己的职业路径。目标的明确能够帮助我们减少外界诱惑和情绪干扰，更加专注于长远的利益。

（2）使用决策矩阵：理性比较选择

为了避免情绪干扰和偏见，我们可以使用决策矩阵来理性分析不同选项。决策矩阵是一种将所有选择和它们的优缺点列出来的工具，可以帮助我们更客观地评估每一个选择的利与弊。通过量化各项标准和权重，我们能够系统地比较不同选择的价值，减少主观因素对决策的影响。

（3）借助专家意见：克服个人局限

在复杂决策中，征求专家或经验丰富的人士的意见是一个有效的策略。大脑在做决策时常常会受到认知局限和情绪的影响，借助他人的知识和经验，可以帮助我们看到问题的不同角度，从而做出更全面和理性的决策。专家的观点能够提供更为准确的信息和建议，减少因局限性造成的决策偏差。

（4）避免过度收集信息：减少选择疲劳

现代社会的信息过载现象严重，面对海量的信息和选择，我们的大脑容易出现"选择疲劳"。研究发现，选择过多会让我们感到压力，并做出不理智的决策。为了避免这一问题，我们可以通过简化选择范围、聚焦核心选项，或使用一些决策框架来减少决策的复杂度，从而提升决策的效率和质量。

决策是一个复杂而微妙的认知过程，涉及多个大脑区域和神经机制。通过理解大脑在决策中的运作机制，我们能够更加理性地做出选择，避免认知偏差和情绪干扰的影响。明确目标、使用决策矩阵、寻求专家意见、减少选择疲劳等策略，都能帮助我们做出更高质量的决策。通过科学地利用大脑的决策机制，我们不仅能够在个人生活中做出明智选择，还能在职业和社会生活中取得更大的成功。

第六章

短暂与永恒：平和对待生与死

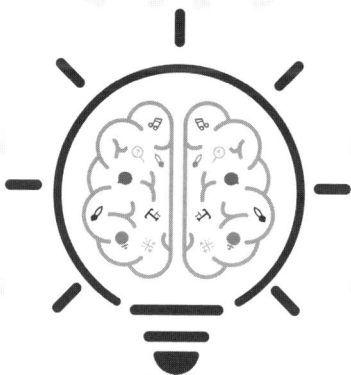

对死亡的恐惧：科学的解读

死亡是每个人都必须面对的终极现实，尽管它的具体面貌对于每个人来说可能是未知的，但它是无法回避的事实。从生物学的角度来看，对死亡的恐惧与人类的大脑和神经系统紧密相连。恐惧感不仅是生理上的反应，它还与进化过程中的生存机制、情绪调节以及自我意识的形成密切相关。理解恐惧的科学基础，有助于我们从大脑和生物学的角度深入探讨人类对死亡的反应，并了解这些反应背后的机制。

1. 恐惧感的生物学基础：大脑如何处理威胁

恐惧是一种复杂的情绪反应，它的作用是让个体迅速对潜在威胁做出反应，从而保护自身免受伤害。在面对威胁时，恐惧感有助于生物体激活"战斗或逃跑"反应，使个体能够快速应对环境中的危险。恐惧反应并非只针对明显的外部威胁，也包括对不确定性和未知的焦虑感，而死亡正是最大的未知威胁之一。

（1）杏仁核：恐惧的情绪处理中心

杏仁核是大脑中处理情绪，尤其是恐惧和焦虑的核心区域。当个体感知到威胁时，杏仁核会立刻被激活，产生强烈的情绪反应。在生物进化过程中，杏仁核帮助个体识别威胁并快速做出反应。例如，当我们看到潜在的危险（如蛇或猛兽突然出现），杏仁核会迅速触发身体的应激反应，使我们进入高度警觉的状态，为"战斗或逃跑"做准备。

具体来说，杏仁核对恐惧的处理非常迅速，甚至比意识反应还要早。在遭遇威胁时，杏仁核会通过直接与其他大脑区域（如下丘脑）的联动，快速发出信号，激活交感神经系统，引发一系列生理反应，如心跳加速、瞳孔放大、肌肉紧张等。这些反应为个体争取了更多的时间和能力来应对威胁。

（2）前额叶皮层：理性与冲动的平衡

尽管杏仁核在恐惧反应中起着关键作用，但与理性相关的大脑功能同样至关重要。前额叶皮层是大脑中与决策、计划、冲动控制和社会行为相关的区域。在面对威胁时，前额叶皮层会帮助个体评估威胁的实际严重性，进行理性分析，并决定是采取逃避、对抗还是其他应对策略。

当我们面临威胁时，前额叶皮层会帮助我们冷静思考，评估风险。例如，在看到一只陌生的动物时，杏仁核的迅速反应会让我们产生紧张的情绪，而前额叶皮层则通过对情境的判断来抑制过度的恐惧情绪，帮助我们理智地应对威胁。因此，前额叶皮层与杏仁核的相互作用决定了我们对威胁的最终反应。

2. 恐惧的进化学意义：自我保护与生存驱动

对死亡的恐惧是人类最根本的生物反应之一。作为一种终极威胁，死亡不仅威胁到生命本身，也象征着个体存在的终结。从生物学的角度来看，对死亡的恐惧是一种自我保护机制，它促进了物种的生存。人类对死亡的恐惧并非无意义，它在进化过程中帮助我们规避了危险、延续了生命。

（1）进化中的死亡恐惧

从生物学进化的角度来看，死亡恐惧是一种由自然选择所塑造的适应性特征。大多数动物，包括人类，都拥有本能的生存欲望，而这种欲望促进了个体对死亡的回避。每当面对死亡威胁时，生物体的恐惧反应会促使它做出自我保护行为，从而提高生存概率。在这一机制的作用下，个体通过避免潜在的致命危险，增强了物种的存续能力。人类的恐惧感和自我保护本能与进化有着密切的联系。由于死亡是无法避免的最终事件，人类在面对死亡时的恐惧，实际上是对生命的珍视和对未知的回避。恐惧使人类保持警觉，避免冒险，从而提升生存概率。

（2）死亡意识与自我意识的联系

人类与其他动物的最大不同之一是高度发达的自我意识。我们不仅意识到自己的存在，还意识到自己最终会死去。恐惧管理理论提出，死亡意识（即个体对死亡不可避免性的认识）是人类行为和文化的一个核心动机因素。人类的死亡恐惧不仅是生理上的反应，它还与人类对自我存在的理解和生命意义的追求密切相关。

这种死亡意识促使人类不断寻找生命的意义，通过信仰、文化和社会结构来缓解对死亡的恐惧。死亡恐惧与自我意识的结合，推动了人类社会的文化创造、哲学探讨以及宗教信仰的发展。人类通过这些机制来应对死亡的不可避免性，从而减少了对死亡的直接恐惧感。

3. 大脑如何对死亡威胁做出反应

死亡的威胁对大脑的影响是深刻且全方位的。无论是面对生死攸关的紧急情况，还是思考死亡这一抽象概念，大脑的各个区域都参与了这一过程。大脑对死亡威胁的反应，不仅是物理上的应激反应，还包括深层的情感、认知和社会行为的改变。

（1）情感反应：杏仁核和情绪反应

在面临死亡威胁时，杏仁核不仅会引发恐惧反应，还可能激发悲伤、焦虑、绝望等负面情绪。面对死亡的威胁，个体常常会产生"死亡焦虑"——一种对死亡的强烈恐惧，这种情绪体验深刻地影响着人类的行为和心理状态。

例如，患有绝症或长时间面对死亡威胁的人，常常会经历严重的情绪波动，包括焦虑、抑郁、恐惧和对未来的无力感。这些情绪反应是大脑对死亡威胁的自然反应，也是生物体自我保护机制的一部分。

（2）认知反应：前额叶皮层与理性评估

当我们意识到死亡的存在时，前额叶皮层将通过理性评估来调节恐惧情绪。前额叶皮层帮助个体分析死亡的意义和后果，并形成应对策略。人类通过社会、文化和哲学的框架来缓解死亡恐惧。例如，许多人通过宗教信仰来接受死亡，认为死亡是生命的延续或转变，这样可以减少死亡带来的心理负担。

同时，前额叶皮层还帮助我们进行自我控制，避免因恐惧而做出极端反应。对于人们来说，死亡是不可避免的，但通过前额叶皮层的认知处理，人类学会了理性地接受这一事实，找到生活中的意义和目标。

（3）生理反应：应激反应与生存机制

在面对死亡威胁时，身体会通过交感神经系统激活应激反应。这一反应包括心跳加速、呼吸急促、血压上升等生理变化，为生存提供更多的能量和准备。例如，当遭遇死亡威胁时，大脑会促使肾上腺分泌肾上腺素，使身体进入"战斗或逃跑"模式。

此外，长期的死亡恐惧可能导致慢性压力和身体健康问题。心理学家和生理学家发现，长期处于死亡恐惧状态的人，可能会出现抑郁、焦虑、心脏病等心理和生理症状。长期的恐惧不仅影响情绪和心理健康，也可能对身体健康造成严重影响。

对死亡的恐惧和本能反应是人类进化过程中形成的生物学特征。大脑通过复杂的神经机制处理恐惧情绪，杏仁核的激活帮助个体识别威胁并做出反应，而前额叶皮层则通过理性分析帮助个体应对恐惧。死亡本能与自我保护机制紧密相关，推动了人类在面对生死时的行为和文化创造。通过了解恐惧感和死亡本能的来源，我们不仅能够更好地理解生理和情感反应，还能通过认知调节和文化机制减轻对死亡的恐惧，从而在有限的生命中找到更多的意义和价值。

如何看待死亡：哲学、心理学与脑科学的视角

死亡是每个人都无法回避的终极事实，它不仅是生物学的现象，也深刻影响着我们的心理状态、情感反应、社会行为以及文化和哲学观念。面对死亡，人类常常会产生强烈的恐惧和不安，这种情绪深植于大脑的生物学机制中。然而，死亡不仅是生物学上的终结，它也涉及深层的哲学思考、心理感受和文化观念。如何看待死亡，不仅是一个生物学问题，更是一个存在主义、心理学以及文化层面的课题。

在这节中，我们将从哲学、心理学和脑科学的角度出发，探讨死亡这一主题，并分析人类如何在面对死亡时，

调整自己的认知与态度，寻求内心的平静。

1. 哲学视角：死亡的意义与存在的终结

哲学家们自古以来就一直在思考死亡的意义与其对生命的影响。从存在主义到死亡学的不同流派，各种理论和观点不断被提出，试图帮助我们理解死亡这个难以回避的终极话题。

（1）存在主义：死亡作为生命的终结与意义的赋予

海德格尔是 20 世纪重要的存在主义哲学家之一，他在《存在与时间》一书中提到，死亡是每个人的"最终可能性"。他认为，只有意识到死亡的不可避免性，我们才能真正理解生命的意义。死亡提醒我们时间的有限性，促使我们关注"真实的存在"以及在有限生命中的选择与行动。海德格尔指出，死亡并非遥远的抽象概念，而是我们每个人生活中的基本事实，只有通过对死亡的深刻认识，才能真正活出生命的意义。

现代存在主义者如萨特也强调死亡是个体自由的极限，它构成了我们存在的终结。他认为，死亡的意识使我们更加关注自我存在的真实性，促使个体反思生活中的选择和目标。死亡的不可避免性迫使我们面对自由的责任，从而赋予生命更多的意义。

（2）死亡学与人类的接受

死亡学是研究人类死亡现象、死后世界和死亡体验的哲学与社会学领域。伊利亚德的研究指出，死亡是许多文化和宗教思想的核心问题，它既是自然的终结，也可能是通向另一个存在的桥梁。文化和宗教对死亡的不同看法决定了人们如何面对死亡。

有些文化把死亡视为生命的一部分，认为它是自然和宇宙秩序不可分割的一部分；而有些文化则将死亡看作一场灾难，努力通过各种方式来避免和否认死亡的存在。死亡的处理方式因文化而异，但人类始终在寻找对死亡的理解和接受方式。

2. 心理学视角：死亡焦虑与自我接受

从心理学角度来看，对死亡的恐惧不仅源自对生命终结的担忧，它还与个体的自我意识、对未来的焦虑、对控制感的需求以及对他人的依赖紧密相关。心理学家提出了多种关于死亡焦虑的理论，帮助我们理解死亡恐惧背后的深层动机。

（1）死亡焦虑与生死意识

厄内斯特·贝克尔指出，死亡恐惧是人类的一种基本情感，它源于对自我消失的无法接受。贝克尔认为，人类的死亡意识促使个体创造意义体系，通过文化、宗教和社会认同来减少死亡带来的焦虑。他认为，死亡意识是推动人类文明、社会发展和个体成就的动力之一。人类总是试图通过建立不朽的作品、信仰体系和社会角色来对抗面对死亡时的无力感。

恐惧管理理论进一步扩展了这一观点。该理论认为，个体在面对死亡恐惧时，会通过建立自己的价值观、信仰体系以及通过社会认同来缓解死亡焦虑。人类通过文化、宗教和身份认同的方式"管理"对死亡的恐惧，从而赋予生命更多的意义。

（2）死亡接受：生死无常的觉悟

从心理学的角度来看，死亡的接受是一种心理调适的过程。伊丽莎白·库伯勒－罗丝提出，人们在面对自己的死亡或亲人的死亡时，通常经历五个阶段：否认、愤怒、讨价还价、抑郁和接受。这一理论强调了死亡接受是一个渐进的心理过程，在面对死亡时，个体需要逐步调整心态，最终达到对死亡的平和接受。

最新的研究显示，当个体能够接受死亡这一不可避免的事实时，他们往往能够更好地面对生活中的挑战，并提高心理健康水平。接受死亡并不意味着消极看待生命，而是对生命有限性的认知，使个体更加珍惜当下，寻找活得更充实和有意义的方法。

3. 脑科学视角：死亡意识与自我消失的反应

脑科学的研究揭示了死亡意识对大脑的影响。死亡意识不仅与生理反应和生存本能相关，还与大脑的自我意识、情绪调节及社会互动系统密切相关。

（1）自我意识与死亡的关系

自我意识是人类大脑中一个关键的认知特性，它使我们能够反思自己的存在和行为，并意识到自我的有限性。人类的大脑，尤其是前额叶皮层，在人类的自我意识中起着重要作用。前额叶皮层不仅参与理性决策、情绪调节和行为规划，它还帮助我们形成对自我存在的认知。

当个体意识到死亡的不可避免时，前额叶皮层会对这一信息进行深层次的认知处理，导致个体产生强烈的情感反应，如焦虑、恐惧、无力感等。这种对死亡的认知和情感反应，可能会促使大脑做出自我保护的行为，如寻求社交认同、进行创造性表达或投身宗教等方式来抵抗死亡的威胁。

（2）死亡焦虑与脑功能

杏仁核和前额叶皮层在死亡焦虑的产生中起着关键作用。杏仁核是大脑中处理情绪，特别是恐惧的主要区域。当我们面对死亡或死亡威胁时，杏仁核会产生强烈的情绪反应，这种反应可能会导致过度焦虑或回避行为。同时，前额叶皮层的活动帮助我们对死亡进行理性分析，并根据现实情况采取适当的应对策略。

最新的脑科学研究表明，长期的死亡焦虑可能导致杏仁核的过度激活，进而影响个体的情绪和行为。这也是为什么一些人会对死亡产生过度的恐惧，甚至影响到他们的生活质量和心理健康。认知调节和情绪管理可以帮助我们调节大脑的反应，减轻死亡恐惧的影响。

4.综合视角：如何平和地看待死亡

面对死亡，我们可以采取多种策略帮助自己调整心态，获得内心的平和与安然。

（1）生命的有限性：珍惜当下

死亡的不可避免促使我们更加珍惜当下的生活。意识到生命的有限性，反而能激发我们更加珍视与他人的关系、追求个人的梦想和实现内心的目标。哲学家海德格尔曾说，死亡意识可以让我们更真实地活着，死亡的临近让我们不再浪费时间在无关紧要的事情上，而是专注于对我们有意义的事物。

（2）文化与宗教的支持：找到生命的意义

各种文化和宗教教义为我们提供了对死亡的不同解读和心理支持。无论是基督教的永生概念，还是佛教的轮回思想，宗教信仰为个体提供了一个解释死亡的框架，使死亡不再是终结，而是另一种形式的存在。这种信仰体系可以帮助人们减轻对死亡的恐惧，增强对生命的价值感和归属感。

（3）自我反思与情绪调节

通过自我反思和情绪调节（如冥想、正念、深呼吸等），我们能够更好地面对死亡。冥想和正念可以帮助个体接受死亡这一不可避免的事实，从而减轻由对死亡的回避或抗拒带来的负面情绪。这不仅有助于心理健康，还能提升生活质量，使我们更加平和地看待生死。

5.接受死亡：勇敢面对生命的终极挑战

面对死亡，不仅要克服恐惧，更要从心理和情感上接纳这一事实。死亡不可避免，接受这一事实，并在此基础上找到生命的意义，可能是我们走出恐惧，摆脱焦虑的关键。

（1）意识到死亡的必然性

卡尔·荣格认为，面对死亡，人们需要接受这一"生命的本质"，而不是回避它。过度的死亡回避和焦虑只会让我们更加无法享受当下的生活。死亡的不可避免促使我们更加珍惜与他人的关系，更加专注于实现自我、追求个人成长和社会价值。事实上，死亡意识的存在，提醒我们生命短暂，使我们能更加认真地思考自己的目标、动机和行为，最终赋予生活更多的意义。

海德格尔也提出，只有当我们真正面对死亡，我们才能充分意识到生活的有限性，这种有限性本身为我们带来了行动的动力和对生活的深刻投入。正是这种死亡意识，促使我们超越日常琐事，追求那些具有真正意义和价值的目标。

（2）死亡接受的心理学研究

库伯勒－罗丝的哀伤五阶段理论表明，人们在面对死亡时，通常会经历从否认到接受的不同阶段。在死亡接近时，人们通过经历悲伤、愤怒、谈判和抑郁等情绪阶段，最终达到接受。这个过程不仅适用于临终的个体，也适用于那些面临生活中的重大转变、丧失或挑战的人们。

在面对死亡时，进入接受阶段并不意味着放弃生活的积极意义，而是接受"死亡"本身作为生命的一部分。这种接受使个体能从更深层次上理解死亡的意义，并且在现实生活中更好地应对恐惧和焦虑。

6. 通过死亡的视角看待生命：重新定义人生

面对死亡，我们常常会受到情感上的冲击，产生痛苦和无助的情绪。然而，哲学家和心理学家发现，当个体能够以更加开放和包容的心态面对死亡时，他们的生活反而会变得更加充实、有意义。

（1）活在当下：将有限的生命视为珍贵的礼物

对死亡的认知能够帮助我们将焦点从过去或未来转移到当前的时刻。埃克哈特·托利在《当下的力量》中提出，活在当下是达到内心平和的重要途径。当我们意识到生命的短暂时，往往能够更加珍惜当下的一切，去体验每一个瞬间的美好与存在。死亡并不应被视为生命的敌人，而应成为激励我们充分利用每一天、每一时刻的动力。

通过活在当下的实践，我们可以减轻对死亡的焦虑，因为当我们真正投入到当下的生活中时，死亡所带来的恐惧感也会在潜意识中减轻。与其对未来的死亡担忧，不如通过增强当下的存在感来赋予每一天更深刻的意义。

（2）人际关系与死亡的意义

对死亡的认识还使得人际关系变得更加重要。人类的社会性使得我们不仅关心个人的生死，还关心他人的生命与死亡。通过与他人建立真挚的情感联系，我们更能体会到生命的珍贵，并在他人的陪伴中找到生命的深刻意义。死亡的意识使得我们更加关注和珍惜与家人、朋友以及社会的联系，重视那些能够使我们感受到温暖、支持与爱的关系。

现代社会的疏离感和个体化趋势，使得很多人对死亡的恐惧感加剧，因为他们对生命的意义感到迷茫。然而，面对死亡的共同体验让我们明白，人际关系和社会支持是缓解死亡焦虑的重要途径。在与他人的互动中，我们能够找到更深层的生命价值感，从而让我们在面对死亡时不再感到孤立无援。

死亡是每个人无法逃避的终极现实，它不仅是生物学的终结，也是深刻的哲学与心理学问题。从哲学角度来看，死亡提醒我们珍惜有限的生命，并赋予生命更多的意义；从心理学角度来看，死亡意识不仅激发了恐惧，也促使我们反思生命的价值，最终实现对死亡的接受；从脑科学角度，我们认识到，死亡的意识与自我意识紧密相连，如何调节死亡焦虑和恐惧，直接影响我们对生命的态度。

通过对死亡的理性思考和情感调节，我们不仅可以减轻对死亡的恐惧，还能在有限的生命中活得更加充实、真实。死亡不应被视为生活的终结，而是激励我们活出更有意义生命的力量。面对死亡，我们需要学会接受、珍惜、活在当下，从而真正享受这段珍贵的生命旅程。

如何脱离恐惧的束缚：基于最新研究的策略

恐惧是人类生存过程中不可避免的一部分，它帮助我们避免危险并保护生命。然而，在现代社会中，恐惧往往并非源自现实中的直接威胁，而更多地源自对未知、未来的担忧，甚至是对日常生活中各种挑战的过度反应。恐惧不仅影响我们的情绪和心理状态，还可能限制我们在生活中的选择，影响我们的决策和行为。如何脱离恐惧的束缚，重新获得自由，是心理学和脑科学研究的一个重要方向。

随着研究的不断深入，科学家们提出了多种有效的策略来帮助我们克服恐惧，恢复内心的平静与控制感。这些策略不仅可以帮助我们面对恐惧情境，还能帮助我们改变对恐惧的认知和反应。

1. 认知行为疗法：改变思维方式

认知行为疗法（Cognitive Behavioral Therapy，CBT）是目前被广泛应用于治疗抑郁症、焦虑症和其他情绪障碍的心理治疗方法。它的核心理念是，个体的情绪和行为往往受到其思维方式的影响，通过改变负面的认知和行为模式，可以有效减轻恐惧和焦虑。

（1）识别和挑战负面思维

在面对恐惧时，很多人会过度放大恐惧源的危险性，产生不合理的思维模式。例如，在社交场合中，个体可能会担心自己因表现不佳而被他人评价为不合群或不够聪明。CBT通过帮助个体识别这种负面思维，提供理性的对抗方式，逐步帮助个体学会挑战这些不合理的思维。

最新的研究表明，CBT能够有效帮助个体打破恐惧和焦虑的恶性循环。当个体逐步改变对恐惧源的看法，减少对威胁的过度估计时，恐惧感会显著减轻。CBT帮助个体识别并改变不健康的思维和行为模式，重新建立理性、积极的认知框架。

（2）暴露疗法：通过面对恐惧减少其强度

暴露疗法是CBT的一个核心技术，它通过让个体逐步面对自己害怕的事物，帮助个体适应恐惧源并减少恐惧感。在暴露过程中，个体将恐惧源逐步引入自己的生活，首先从轻微的暴露开始，然后逐渐增加暴露的强度，直到个体能够面对恐惧源而不产生过度的情绪反应。

例如，治疗社交焦虑障碍时，暴露疗法可以让个体从做出简单的社交互动开始，如与朋友交流、参加小型社交活动，然后逐步过渡到面对更大的社交场合。研究表明，暴露疗法能够有效减少杏仁核的过度反应，使个体对恐惧源的感知逐渐变得不那么强烈，从而帮助个体克服恐惧。

2. 正念冥想：接纳恐惧，减少情绪反应

正念冥想（Mindfulness Meditation）是一种通过专注当下的体验来帮助个体管理情绪、减轻压力和焦虑的练习方法。正念冥想的核心理念是观察和接纳当下的感受，而不是对情绪进行压抑或回避，从而帮助个体减少情绪反应，获得内心的平静。

（1）正念与恐惧的关系

正念冥想强调个体不以评判的眼光去看待自己的情绪，而是以一种观察者的身份接受恐惧和焦虑的存在。通过正念冥想，个体能够学会观察自己内心的恐惧，而不被它主导。当恐惧来临时，正念冥想鼓励个体把注意力集中在呼吸、感官体验和当前的时刻上，而不是对恐惧进行过度反应或逃避。

最新的研究发现，正念冥想能够通过增强大脑前额叶皮层的功能，提升情绪调节能力。这使得个体在面对恐惧时，能够更好地调节杏仁核的反应，避免过度的焦虑和恐惧反应，从而增强应对恐惧的能力。

（2）情绪接纳与减轻压力

正念冥想还帮助个体增强对情绪的接纳能力，尤其是对负面情绪的接纳。研究发现，那些经常练习正念冥想的

人，通常能够更好地接受自己的恐惧和焦虑，而不被这些情绪所困扰。通过接纳，个体不仅减轻了情绪负担，还能够更理性地思考和应对恐惧。

3. 身体调节与运动：自然的抗恐惧方法

运动对减轻恐惧和焦虑有着显著的效果。研究发现，运动能够促进内啡肽和其他神经递质的释放，有效调节情绪，缓解压力和焦虑。

有氧运动（如跑步、游泳、骑行等）被证明能够有效减轻情绪压力，增强情绪的稳定性。运动通过增强血液循环，改善脑内的氧气供应，激活大脑的奖赏系统，从而提高心理健康水平。特别是在面对焦虑和恐惧时，运动可以通过提高身体和心理的耐受力，减少对恐惧情境的过度反应。

最新的研究还发现，长期的身体运动训练能够通过增强神经生长因子的分泌，促进大脑神经回路的重塑，从而提升大脑的适应性。通过坚持运动，我们不仅能改善身体健康，还能增强对情绪和压力的抵抗力。

4. 通过自我调节与情绪管理摆脱恐惧

除了专业的治疗方法，个体也可以通过自我调节和情绪管理来减少恐惧的影响。以下是一些常见的自我调节策略。

（1）情绪调节技巧：放松与深呼吸练习

当感到恐惧时，深呼吸和渐进性肌肉放松等放松技巧能够帮助个体降低身体的紧张感，缓解情绪反应。通过深呼吸练习，个体能够降低心率和血压，减少身体的应激反应，进而放松下来。

（2）认知重建：挑战不合理的恐惧思维

认知重建的目的是帮助个体识别并改变那些非理性的恐惧思维。通过对恐惧源的理性分析和重新审视，个体能够从更宽广的视角来看待恐惧，减少其对生活的负面影响。

恐惧是人类自然的情绪反应，但它不应成为我们生活的主导力量。通过认知行为疗法、暴露疗法、正念冥想、运动和自我调节等方法，我们可以有效地克服恐惧，恢复内心的平静和自我掌控力。最新的研究成果表明，持久的恐惧管理不仅依赖于外部的治疗，还需要个体的自我调节和认知重建。通过这些科学有效的策略，我们不仅可以减轻恐惧的负担，还能够走向更健康、更有意义的生活。

第七章

偶然与必然：大脑也有感冒的时候

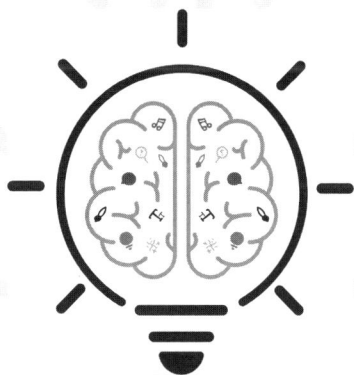

焦虑与抑郁的真相

焦虑和抑郁是当今社会中最常见的心理健康问题，它们不仅影响个体的情感和行为，也对大脑的生物学结构和功能产生深远影响。近年来，随着脑科学和心理学研究的深入，科学家们已经在一定程度上揭示了焦虑和抑郁的生物学基础和心理机制。这些研究成果为我们理解这些情绪问题的起因、发展和治疗方法提供了重要的理论依据。

1. 焦虑的脑科学及心理机制

焦虑是一种常见的情绪反应，通常表现为紧张、担忧、恐惧等情绪状态。当焦虑水平过高或持续时间过长时，就可能发展成焦虑症。焦虑症不仅是对实际威胁的反应，还往往伴随着对未来可能发生的负面事件的过度担忧。焦虑症的产生与大脑的多个区域、神经递质及其功能的变化密切相关。

（1）杏仁核：情绪处理中心

杏仁核是大脑中与情绪，特别是焦虑和恐惧相关的核心区域。杏仁核的主要功能是感知和处理情绪信息，特别是与威胁相关的情绪。当大脑感知到威胁时，杏仁核会立即激活，并通过传递信号启动"战斗或逃跑"反应，促使个体做出应对威胁的行为。

研究发现，焦虑症患者的杏仁核往往存在过度活跃的情况。在面对并非威胁的情境时，焦虑症患者的杏仁核仍然会产生过度的情绪反应，导致个体出现焦虑症状。例如，在社交场合或日常生活中，个体可能因杏仁核的过度激活而产生过度的紧张感和担忧。

（2）前额叶皮层：理性与情绪的平衡

前额叶皮层是大脑中负责高级认知功能的区域，它与决策、情绪调节、自我控制等密切相关。在焦虑症患者中，前额叶皮层的功能往往受到抑制。正常情况下，前额叶皮层能够对杏仁核的活动进行调节，帮助个体理性地分析情境，避免过度的情绪反应。然而，在焦虑症患者的大脑中，前额叶皮层与杏仁核之间的连接可能受到削弱，前额叶皮层无法有效地调节杏仁核的活动，从而导致过度焦虑。

一项基于功能性磁共振成像（fMRI）的研究发现，焦虑症患者的前额叶皮层在面对情绪相关的任务时，表现出较低的活跃度，而杏仁核则处于过度活跃的状态。这一发现支持了前额叶皮层在焦虑情绪调节中的关键作用。

（3）神经递质：焦虑的化学基础

大脑中的神经递质在焦虑的发生中起着重要作用。去甲肾上腺素、血清素和 γ - 氨基丁酸（GABA）是与焦虑相关的重要神经递质。研究表明，去甲肾上腺素在大脑中的过度活跃可能与焦虑症的产生有关。去甲肾上腺素是与警觉性、应激反应相关的神经递质，当其在大脑中释放过多时，可能会导致个体感到过度紧张和焦虑。

血清素与情绪调节密切相关，它有助于提高情绪的稳定性。焦虑症患者的血清素功能可能会受到抑制，从而导致情绪波动和焦虑情绪的加剧。GABA 作为一种抑制性神经递质，其主要功能是抑制大脑中过度的兴奋性活动。研究表明，焦虑症患者的 GABA 功能可能出现不足，导致大脑过度兴奋，从而加剧焦虑症状。

2. 抑郁的脑科学及心理机制

抑郁症是一种常见的情绪障碍，主要表现为持续的情绪低落、兴趣丧失、能量不足和思维迟缓。抑郁症的发生与大脑中的多个区域和神经递质的异常活动密切相关。近年来，脑科学和心理学研究揭示了抑郁症的神经机制，帮助我们更好地理解其病理基础。

（1）前额叶皮层与情绪调节

与焦虑症类似，前额叶皮层在抑郁症中也扮演着重要角色。抑郁症患者的前额叶皮层通常表现出功能减退，尤其是在情绪调节和决策相关的任务中。研究表明，前额叶皮层的功能减退可能导致个体无法有效地调节负面情绪，从而导致情绪的长期低落。

研究发现，抑郁症患者的前额叶皮层与杏仁核之间的连接较弱，导致个体在面对负面情绪时无法做出有效的调节和反应。此外，前额叶皮层的功能减退还与认知功能的下降密切相关，抑郁症患者常常表现出思维迟缓、决策困难等症状。

（2）海马体与记忆功能

海马体是大脑中与学习和记忆相关的区域。研究发现，抑郁症患者的海马体常常出现体积缩小现象。这一现象与抑郁症的记忆问题、情绪调节困难以及负面思维的强化有关。海马体的缩小可能是由于长期的压力和抑郁情绪对神经系统的损害，特别是在早期生命中的逆境和长期的情绪压抑。

最新的研究表明，通过有效的治疗（如抗抑郁药物或认知行为疗法），海马体的体积有可能恢复，这表明抑郁症的神经损伤是可逆的，而大脑具有一定的恢复能力。

（3）神经递质：抑郁的化学基础

神经递质在抑郁症的发展中扮演着关键角色。血清素、去甲肾上腺素和多巴胺是三种与抑郁症相关的重要神经递质。研究表明，血清素的减少与情绪低落、焦虑和抑郁症状的产生密切相关。去甲肾上腺素和多巴胺则与动机、兴趣和愉悦感的产生有关。抑郁症患者的去甲肾上腺素和多巴胺水平通常较低，这也是为何抑郁症患者常常感到无力、失去兴趣和愉悦感。

对抗抑郁症的药物，如选择性血清素再摄取抑制剂（SSRIs）和多巴胺能药物，已经被广泛应用于治疗抑郁症。

研究表明，这些药物能够通过调节神经递质的水平，帮助恢复大脑的情绪平衡。

3. 焦虑与抑郁的共病与脑机制

焦虑和抑郁常常共病，许多焦虑症患者也会出现抑郁症状，反之亦然。研究发现，焦虑和抑郁的共病与大脑中多个区域的功能异常密切相关，尤其是杏仁核、前额叶皮层和海马体的功能障碍。杏仁核的过度激活和前额叶皮层的功能减退可能导致情绪的过度波动，形成焦虑和抑郁的共病状态。

此外，神经递质的异常也在焦虑和抑郁的共病中发挥重要作用。研究表明，血清素、去甲肾上腺素和多巴胺等神经递质在焦虑和抑郁的共同作用下，可能表现出不同的失衡模式，这也是为何一些药物能够同时治疗这两种情绪障碍。

焦虑和抑郁是常见的心理健康问题，它们不仅影响个体的情感和行为，也深刻改变了大脑的生物学结构和功能。焦虑症的发生与杏仁核的过度活跃和前额叶皮层的功能减退密切相关，而抑郁症则与前额叶皮层、海马体的功能减退及神经递质的失衡密切相关。最新的脑科学和心理学研究为我们提供了理解这些情绪障碍的理论基础，并为治疗方法的制订提供了科学依据。通过早期识别、干预和治疗，我们可以有效减轻焦虑和抑郁症状，恢复心理健康。

千人千面的恐怖症

恐怖症是一种常见的心理障碍，表现为对特定物体、情境或活动的强烈、持久且不合理的恐惧反应。尽管这些恐惧对象通常并不会造成实际威胁，但患者却会产生过度的情绪反应，影响到日常生活、工作和社交。恐怖症不仅是情感上的问题，它与大脑的神经生物学机制密切相关。近年来，心理学和脑科学的研究为我们提供了更深入的理解，揭示了恐怖症的发生与大脑结构、功能及神经递质的关系。

1. 恐怖症的心理机制

心理学研究表明，恐怖症的产生与个体对特定刺激的认知和情绪反应密切相关。恐怖症患者通常存在一定的认知偏差，使得他们对某些情境或物体产生过度反应。这些认知偏差和情绪调节机制通常与患者对威胁的过度感知以及对威胁的回避行为有关。

（1）认知偏差：过度的威胁评估

恐怖症的心理机制常常伴随着认知偏差，尤其是在威胁评估方面。维亚特指出，恐怖症患者通常会对无威胁或低威胁的情境做出过度的威胁评估。这种认知偏差使得他们将日常生活中的普通情境视为潜在的危险，从而产生不合实际的恐惧反应。例如，社交焦虑障碍患者在他人面前讲话会感到极度羞耻，尽管并不存在实际的威胁。

研究表明，恐怖症患者在面对引发恐惧的刺激时，倾向于过度聚焦于威胁信息，忽视或低估非威胁信息。这种注意力的偏向性加强了恐惧情绪的形成和维持。通过认知行为疗法对患者的认知偏差进行干预，逐步帮助其重新评估威胁水平，能够显著减轻症状。

（2）情绪反应与回避行为

恐怖症患者的情绪反应常常会激发回避行为，进一步强化恐惧。莫勒提出了"双重过程理论"，认为恐怖症的形成与经典条件反射和操作性条件反射有关。当个体对某一情境或物体产生恐惧反应时，回避行为的出现能够带来短期的情绪缓解。这种回避行为在短期内减轻了焦虑，但加剧了对恐惧刺激的过度反应，并使得恐怖症得以维持。

在恐怖症的心理机制中，回避行为的强化是恐惧持续存在的重要因素。恐怖症患者通过回避激发恐惧的情境，避免面对恐惧源，从而错失了学习如何理性应对恐惧的机会。暴露疗法正是通过逐步让患者面对恐惧源，帮助他们减少回避行为，并重新建立对威胁的合理评估。

2. 恐怖症的神经机制

近年来，脑科学的研究揭示了恐怖症与大脑不同区域的活动密切相关。特别是杏仁核、前额叶皮层和海马体等大脑区域，它们在情绪处理、威胁评估和记忆存储中的作用，对恐怖症的形成与维持起到了关键作用。

（1）杏仁核：恐惧反应的核心区域

杏仁核被认为是处理恐惧及其他情绪的核心大脑区域。研究发现，杏仁核在个体面对恐惧源时会快速激活，并启动"战斗或逃跑"反应。这一反应有助于个体迅速应对危险，并保护生命。然而，对恐怖症患者而言，杏仁核的过度活跃常常导致他们对特定刺激产生强烈的情绪反应，即使这些刺激并不构成实际的威胁。

多项 fMRI 研究发现，恐怖症患者在面对恐惧源（例如，蛇、蜘蛛或社交情境）时，杏仁核的活动显著增加。这表明杏仁核在恐怖症的发病机制中起着核心作用。当杏仁核过度激活时，个体会产生不必要的恐惧反应，并且这些反应往往难以通过理性思考或情绪调节来控制。

（2）前额叶皮层：调节情绪反应的理性中枢

前额叶皮层是大脑中负责高级认知功能的区域，涉及情绪调节、决策和社会行为。在正常情况下，前额叶皮层能够帮助个体调节情绪反应，控制杏仁核的过度活动，避免对威胁的过度反应。然而，恐怖症患者的前额叶皮层与杏仁核之间的连接通常较弱，导致情绪调节能力下降，从而加剧了对恐惧源的过度反应。

一项研究发现，焦虑症患者在暴露于恐惧源时，前额叶皮层的活动较低，杏仁核的活动较高，这表明前额叶皮层无法有效调节杏仁核的反应，导致情绪失控。通过认知行为疗法等干预手段，前额叶皮层的功能可以得到一定的改善，从而增强情绪调节能力，减轻焦虑和恐惧的反应。

（3）海马体：记忆与情绪调节的桥梁

海马体是大脑中与记忆形成和情绪调节相关的重要结构。研究发现，恐怖症患者的海马体常常表现出体积缩小的现象。海马体的功能减退可能导致情绪反应的过度持久化，使得个体在面临恐惧源时难以将情绪反应与实际威胁进行区分，从而导致持续的焦虑和恐惧。

研究表明，海马体在恐惧记忆的处理和恐惧条件反射的形成中起到重要作用。海马体的功能减退可能使得个体无法有效地消除对不再具有威胁的刺激的恐惧记忆，导致症状持续存在。

3. 神经递质与恐怖症

神经递质在恐怖症的形成和维持中扮演着重要角色。去甲肾上腺素、血清素和 γ - 氨基丁酸（GABA）等神经递质在大脑中调节情绪反应，影响焦虑和恐惧的发生。

（1）去甲肾上腺素：应激反应的驱动因素

去甲肾上腺素是大脑中与应激反应、警觉性和焦虑相关的神经递质。恐怖症患者的去甲肾上腺素的活跃度可能异常增高。研究表明，去甲肾上腺素的过度释放会导致身体和情绪的过度兴奋，使个体表现出过度的紧张和警觉。这种异常的神经递质活动在焦虑症和恐怖症的发生中起着核心作用。

最新的研究发现，通过药物调节去甲肾上腺素的水平，可以有效缓解恐怖症的症状。例如，选择性去甲肾上腺素再摄取抑制剂（SNRIs）等药物在治疗恐怖症时能够调节去甲肾上腺素的释放，减轻焦虑和恐惧反应。

（2）血清素：情绪调节的关键

血清素是大脑中与情绪调节、焦虑和抑郁相关的神经递质。研究表明，血清素的功能失调与恐怖症的发生密切相关。血清素水平过低可能导致情绪的波动和焦虑症状的加剧。在治疗焦虑症和恐怖症时，许多药物，如选择性血清素再摄取抑制剂（SSRIs），通过增加细胞外血清素的浓度来改善情绪，缓解焦虑和恐惧。

（3）γ-氨基丁酸（GABA）：抑制性调节的角色

GABA 是一种抑制性神经递质，具有抑制大脑过度兴奋的作用。研究发现，恐怖症患者的 GABA 功能可能出现不足，导致大脑的兴奋性活动无法得到有效抑制，从而加剧焦虑和恐慌。通过增加 GABA 的活性，可以有效减轻焦虑和恐惧的情绪反应。

恐怖症是一种常见的情绪障碍，其发生与大脑多个区域的异常活动密切相关。杏仁核、前额叶皮层和海马体在恐怖症的形成和维持中起着重要作用，而去甲肾上腺素、血清素和 GABA 等神经递质则在调节情绪反应和焦虑症状中扮演关键角色。通过理解恐怖症的心理机制和脑科学基础，我们可以更加有效地进行早期干预和治疗，帮助患者重建健康的情绪调节系统，缓解恐怖症的症状，恢复心理健康。

强迫症不是完美主义者的自我调侃

在日常生活中，很多人或许会开玩笑地说"我有点强迫症"，尤其是当他们表现出一点过度整洁或对细节的苛刻要求时。但强迫症可不是"喜欢干净"这么简单。强迫症（Obsessive-Compulsive Disorder, OCD）是一种心理障碍，表现为重复出现的不必要的强迫思维（强迫观念）和强迫行为，它对患者的生活和情绪产生了显著的影响。

幸运的是，现代心理学和脑科学的研究已经为我们揭示了强迫症的深层次机制，帮助我们更好地理解这一复杂的疾病，并为治疗提供了理论依据。通过理解强迫症的心理机制和神经机制，我们可以更好地帮助那些受此困扰的人群，同时打破一些关于这一障碍的误解。让我们一起走进强迫症的世界，了解它背后的心理学与生物学机制。

1. 强迫症的心理机制

理解强迫可以从强迫观念（Obsessions）和强迫行为（Compulsions）两个主要特征入手。它们是强迫症的核心症状，影响着患者的情感、行为和思维模式。

（1）强迫观念：不受控制的念头与焦虑

强迫症的核心症状之一是强迫观念，也就是那些反复出现在脑海中的、不由自主的、不受欢迎的念头。患者通常会感到这些念头是有害的，甚至是危险的，但他们无法摆脱这些念头。常见的强迫观念包括害怕感染、害怕伤害他人、对物体排列的过度关注等。这些观念会引发强迫症患者强烈的焦虑感，因为它们与个体的价值观和社会规范不符，令人感到不安。

认知偏差在强迫症的形成中起着重要作用。研究表明，强迫症患者在面对强迫思维时，倾向于高估威胁和危险。例如，他们可能过度担心自己忘记关火会引发火灾，或者害怕未消毒的物品会带来疾病。这种对威胁的过度感知会导致患者产生无法控制的焦虑情绪，进而加剧强迫症状。

（2）强迫行为：减轻焦虑的"自我治疗"

为了应对强迫观念带来的焦虑，患者通常会采取强迫行为作为一种应对机制。这些行为可以是反复地清洁、检查、排列物品等，目的是通过完成某些行为来减少焦虑并防止灾难的发生。尽管这些行为在逻辑上并不能真正消除威胁，患者却会认为它们能够提供心理上的安慰和安全感。

这些强迫行为通常会在反复执行中得到强化。操作性条件反射理论指出，行为的重复会因"奖励"（即焦虑缓解）而得以巩固。在强迫症患者身上，强迫行为被视为一种"应激调节机制"，即患者通过行为来缓解强迫思维带来的焦虑感，尽管这种做法并不会从根本上消除他们的焦虑。

2. 强迫症的神经机制

随着脑科学技术的发展，研究人员通过神经成像技术（如 fMRI、PET 扫描）发现，强迫症与大脑的特定区域功能异常密切相关。强迫症的生物学基础涉及多个大脑区域的协同工作，尤其是前额叶皮层、基底神经节和扣带回等区域。

（1）前额叶皮层：自我监控与决策的障碍

前额叶皮层是大脑中与高级认知功能（如决策、情绪调节、自我控制）相关的关键区域。正常情况下，前额叶皮层帮助我们进行自我监控，评估行为的合理性，并根据目标和情境做决策。然而，研究发现，强迫症患者的前额叶皮层功能通常受到抑制，导致个体无法有效地对强迫性行为进行抑制。

在强迫症患者的大脑中，前额叶皮层与基底神经节之间的连接异常，特别是在执行功能和冲动控制方面的缺陷，导致他们在面对强迫思维时，无法采取合理的自我控制策略。具体而言，前额叶皮层未能有效"关闭"过度的思维和行为，导致个体重复执行无意义的动作或思维，从而形成了强迫症的核心症状。

（2）基底神经节：过度兴奋与习惯形成

基底神经节是大脑中与运动控制、奖励和习惯形成相关的重要区域。强迫症的发生与基底神经节功能异常密切相关，尤其是纹状体，这是基底神经节的一个重要组成部分，它参与习惯的学习与执行。研究表明，强迫症患者的基底神经节在面对强迫行为时表现出过度活跃的状态，导致行为的重复和固守。

基底神经节的过度兴奋促使个体在面对强迫思维时反复执行强迫行为，这种行为虽然不能真正解决问题，但由于反复执行，行为被强化并成为习惯。通过神经影像学的研究，科学家发现，强迫症患者的基底神经节活动通常比正常人更强烈，特别是在执行与焦虑和强迫行为相关的任务时。

（3）扣带回：情绪与行为的连接点

扣带回位于大脑的中枢区域，连接了前额叶皮层、基底神经节和边缘系统。它在情绪调节和行为控制中起着桥梁作用。强迫症患者的扣带回通常显示出不寻常的活动模式，尤其是在感知威胁、产生焦虑和进行行为控制时。研究发现，扣带回的活动可能与患者情绪的过度反应以及对强迫行为的执着有关。

扣带回的异常活动可能导致个体在面对恐惧和焦虑时产生过度的情绪反应，无法有效停止无意义的强迫行为。通过药物治疗（如SSRIs类药物）或认知行为疗法（CBT），患者可以在一定程度上调节扣带回的活动，减少对强迫症状的反应。

3. 神经递质失衡与强迫症的关联

强迫症的发生与神经递质的失衡密切相关，尤其是血清素、多巴胺和去甲肾上腺素等重要的神经递质。

（1）血清素：情绪与冲动的调节

血清素是与情绪调节、焦虑和强迫行为密切相关的神经递质。研究表明，强迫症患者的血清素功能常常受损，导致大脑的情绪调节系统出现问题。血清素的减少可能导致焦虑的加剧，以及无法控制的强迫行为。选择性血清素再摄取抑制剂（SSRIs）是治疗强迫症的常用药物，它能够增加大脑中血清素的浓度，从而帮助减少焦虑和强迫症状。

（2）多巴胺：奖赏系统与行为强化

多巴胺是与奖励、动机和愉悦感相关的神经递质。强迫症患者的多巴胺系统可能存在过度激活的情况，导致行为被不合理的奖励强化。例如，当个体通过执行某些强迫行为（如反复清洁或检查）来缓解焦虑时，大脑中的奖赏系统会释放多巴胺，产生短期的愉悦感。尽管这种行为并不能解决问题，但短期的情绪缓解会促进行为的重复，形成恶性循环。

（3）去甲肾上腺素：应激反应的驱动

去甲肾上腺素是与警觉性和应激反应相关的神经递质。研究发现，强迫症患者在应对压力和焦虑时，去甲肾上腺素的活性可能异常增高，这会导致过度的警觉和情绪紧张。过高的去甲肾上腺素水平可能导致个体对环境中的威胁产生过度反应，并推动强迫行为的产生。

4. 如何摆脱强迫症

强迫症的治疗通常结合心理学干预和药物治疗。认知行为疗法（CBT）是治疗强迫症的首选方法，尤其是暴露与反应预防（ERP）疗法，它通过逐步让患者暴露于恐惧源，并阻止其进行强迫行为，帮助患者逐步减少对强迫行为的依赖。

在药物治疗方面，SSRIs 类药物（如氟西汀和舍曲林）被广泛用于调节血清素的水平，缓解强迫症的症状。此外，药物治疗也可以与 CBT 结合使用，以提高治疗效果。

强迫症是一种复杂的心理障碍，其心理机制与个体的认知偏差、情绪反应和回避行为密切相关。脑科学研究揭示了强迫症的神经生物学机制，特别是前额叶皮层、基底神经节和杏仁核等大脑区域的异常活动。神经递质的失衡，尤其是血清素、多巴胺和去甲肾上腺素的异常，也与强迫症的发生密切相关。通过认知行为疗法、暴露与反应预防疗法以及药物治疗，强迫症患者可以有效减轻症状，恢复正常生活。

正常的想象与异常的幻想

在日常生活中，我们常常会做各种各样的想象。例如，在与朋友聊天时，我们可能会畅想未来的旅行计划，或者在阅读小说时，我们会将自己带入到一个虚拟的世界中，体验其中的故事和情感。想象作为一种正常的心理活动，帮助我们在没有实际经验的情况下，构建新的认知和情感体验。然而，当这种想象变得过度、失控，或者与现实完全脱节时，它就可能发展成"幻想"或"幻觉"，反映出潜在的心理问题。

1. 正常的想象与异常的幻想的区别

想象是一种非常常见且有益的认知过程，几乎每个人都会体验到。我们通过想象来计划未来、回顾过去，或者进行创意构思。正常的想象可以帮助我们形成目标、激发创意、解决问题，并帮助我们在情感上自我调节。然而，当这种想象变得过度、频繁，并且不符合现实时，它可能演变为幻想，影响到个体的情绪和行为，甚至可能成为某些心理障碍的表现。

（1）正常的想象

正常的想象通常是理性、有边界的。它建立在个体对现实的认知基础上，虽然它可能引发情感体验和情绪波动，但通常是为了帮助个体解决问题、进行创造性思考或暂时逃避现实压力。例如，学生在期末复习时，可能会想象自己顺利通过考试，得到奖励。这种想象虽然会激发积极的情感，但它仍然是基于现实的目标和实际能力的。

正常的想象活动往往不干扰日常生活，个体能够清楚地区分现实与虚构，并且可以自主地控制这些想象的内容。例如，个体可以选择什么时候开始或停止自己的幻想，不会让它影响到自己的行为或情感状态。

（2）异常的幻想

当想象变得不再受理性控制，且内容脱离现实，进入虚幻的领域时，它就可能成为幻想。幻想是一种对现实的不真实认知，通常表现为个体在没有实际根据的情况下，持续和过度地沉浸在不可能或不真实的情境中。幻想通常会伴随着强烈的情感和行为反应，但这些反应往往是非理性的，无法由现实经验支持。

幻想的特点是过度的、持续的，且无法自我调节。例如，有些人可能会幻想自己拥有超自然的能力，或者与虚构人物发生关系，而这些想法不符合现实世界的常理。当幻想过度干扰个体的日常生活，甚至影响到他们与他人的正常交往时，这种行为就不再是健康的心理活动。

2. 想象与幻觉的区别

虽然想象和幻觉在表面上看起来可能有些相似——它们都涉及感官和认知的体验，但它们本质上是截然不同的心理现象。理解这两者之间的区别，对我们辨识心理疾病尤为重要。

（1）想象：内部的认知活动

想象是人类的一种正常心理活动，它是一种自愿的认知过程，通常由个体的内心驱动。想象的内容可以是过去、现在或未来的情境，它有时可能是情绪化的，但个体通常能意识到这些内容是想象出来的，并且能够主动调节和控制想象的内容。想象是主观的，与内在思维密切相关，它并不直接影响感官的感知。

例如，当你想象自己在一个美丽的海滩上度假时，你的脑海中会浮现出画面和感受，但这种体验并没有外部的感官刺激，它只是内在的心理活动。

（2）幻觉：感官的虚假体验

与想象不同，幻觉是一种感官体验的异常，它是感官系统在没有外部刺激的情况下产生的虚假信息。幻觉通常表现为视觉、听觉、嗅觉、触觉或味觉上的异常感知，个体往往无法辨别幻觉与现实之间的差异。幻觉可能会让个体感到强烈的情绪反应，甚至改变其行为模式。

幻觉可以发生在任何感官通道中，最常见的是听觉幻觉和视觉幻觉。例如，精神分裂症患者可能会听到不存在的声音，或者看到并不真实的人物或物体。幻觉是感官上的错觉，个体通常无法通过理性思考去纠正它，且这种体验通常是自发性的，不受个体控制。

3.幻觉成为心理疾病：神经机制与治疗

幻觉是一种常见的心理症状，特别是在一些精神疾病中，如精神分裂症、双相情感障碍、抑郁症等。幻觉的发生通常是大脑神经系统功能失调的结果，与大脑中多个区域的异常活动密切相关。

（1）神经机制：大脑的异常活动

幻觉的形成与大脑特定区域的功能障碍有关。研究表明，前额叶皮层、顶叶皮层、杏仁核以及听觉皮层在幻觉的产生中起着重要作用。

（2）前额叶皮层与意识控制

前额叶皮层是大脑中与认知控制、决策、情绪调节及意识相关的区域。研究表明，前额叶皮层的功能异常可能导致个体在感知和现实辨识上出现困难。例如，精神分裂症患者的前额叶皮层功能可能受损，导致他们无法区分幻觉和现实。

（3）杏仁核与情绪反应

杏仁核在情绪反应中起着关键作用，它与恐惧、焦虑等负性情绪密切相关。研究发现，杏仁核的过度激活可能与幻觉，尤其是恐惧幻觉的产生有关。患者可能在没有实际威胁的情况下感到恐惧或感知到不存在的威胁。

（4）听觉皮层与听觉幻觉

听觉幻觉主要涉及大脑听觉皮层的异常活动。研究发

现，精神分裂症患者的听觉皮层在听觉幻觉发生时的活动
异常。这种异常可能导致患者听到虚假的声音或对外部声
音的感知产生扭曲。

（5）神经递质与幻觉

幻觉的发生还与神经递质的失衡密切相关。多巴胺是
与大脑奖赏和动机系统相关的神经递质，研究表明，过多
的多巴胺活动与精神分裂症的幻觉症状密切相关。特别是
在听觉幻觉和视觉幻觉中，多巴胺的过度释放可能使大脑
错误地产生感官信息，导致幻觉体验。

谷氨酸等兴奋性神经递质的失衡，也可能导致大脑的
过度兴奋，进而引发幻觉。通过药物治疗调节多巴胺、谷
氨酸等神经递质的活动，可以在一定程度上缓解幻觉症状。

4. 幻觉的治疗：药物与心理干预的结合

幻觉作为精神疾病的常见症状，治疗方法通常结合药
物治疗和心理治疗。

（1）药物治疗：抗精神病药物的作用

在治疗幻觉时，抗精神病药物（如氯丙嗪、利培酮等）
通常被用来调节大脑中的多巴胺水平。通过减少多巴胺的
过度活跃，抗精神病药物可以有效缓解幻觉症状。选择性
多巴胺拮抗剂能够减少幻觉的频率和强度，提高患者的生
活质量。

另外，一些抗抑郁药物和情绪稳定剂也可以用于治疗

由焦虑或抑郁引起的幻觉症状。

（2）心理治疗：认知行为疗法

认知行为疗法（CBT）被广泛应用于对幻觉症状的心理治疗。CBT 帮助患者认识到他们的幻觉并非真实存在，从而降低患者对幻觉的恐惧和不安。CBT 通过帮助患者调整对幻觉的认知和反应，减少幻觉的负面影响。心理治疗通过提供情绪支持、增强自我控制能力和帮助患者改变态度，能有效减少幻觉的出现和对生活的干扰。

正常的想象和异常的幻想之间的区别在于其与现实的关联程度、情绪反应的理性调节及控制能力。幻想如果失控，并且无法通过自我调节进行控制，便可能发展为幻觉，成为心理疾病的一部分。幻觉通常涉及大脑特定区域的异常活动，特别是前额叶皮层、杏仁核和听觉皮层等区域的功能障碍。神经递质的失衡，特别是多巴胺的过度活跃，是幻觉发生的一个重要生物学机制。

通过认知行为疗法和药物治疗的结合，幻觉症状可以得到有效控制和治疗，从而帮助患者恢复正常的生活和认知功能。通过对幻觉的理解，我们可以更加科学地进行治疗，并为患者提供更有效的帮助。

大脑感冒怎么办

在现代社会中，心理健康问题已经成为一个普遍关注的话题。就像身体上的疾病，心理疾病也会影响到我们生活的各个方面。虽然许多人可能会更关注身体上的病痛，但心理疾病的影响力同样不容忽视。焦虑症、抑郁症、强迫症等心理疾病不只是"情绪不稳定"那么简单，它们通常根植于大脑的功能失调，影响着个体的思维、情绪和行为。尽管如此，许多人仍然对心理疾病存在误解和偏见，这也导致不少患者在面对心理疾病时，感到被孤立、羞耻或不被理解。那么，如何面对这些心理疾病，尤其是当身边的人有心理疾病时，我们应该如何正确对待和关怀他们呢？

1. 心理疾病：大脑的"感冒"

心理疾病并不是个体有性格缺陷或是"软弱"的表现，而是与大脑功能密切相关的生理性疾病。就像我们感冒时免疫系统出现问题，心理疾病通常也与大脑的神经递质失衡、脑区域功能异常等因素有关。

研究表明，心理疾病往往与大脑某些特定区域的活动失调密切相关。例如，抑郁症常常伴随着前额叶皮层功能减退，影响情绪调节和决策能力；焦虑症则与杏仁核的过度激活有关，杏仁核控制着我们对威胁的反应；强迫症则涉及基底神经节的异常，导致个体反复执行无意义的行为。

这些生物学机制表明，心理疾病并非"无所事事"或"意志力不够强"的结果，而是大脑神经功能失调的反映。因此，正确看待心理疾病，首先要认识到它们是大脑的"感冒"，它们可以通过医学手段得到缓解或治疗。

2. 误解与偏见：心理疾病并非个人缺陷

尽管脑科学和心理学研究取得了许多突破，但仍然存在许多关于心理疾病的误解和偏见。很多人可能会认为抑郁症患者"懒惰"，焦虑症患者"过于敏感"，或者强迫症患者"有点怪"。这些误解可能源于对心理疾病缺乏了解，也可能是社会文化对"精神健康"问题的漠视。

（1）心理疾病不是性格缺陷

需要明确的是，心理疾病并不等同于性格缺陷。心理疾病患者并非因为个性弱点或缺乏自制力而患病，而是因为生物学、心理学和社会因素共同作用而陷入困境。例如，抑郁症的发生与血清素、去甲肾上腺素等神经递质的失衡密切相关，焦虑症则与杏仁核和前额叶皮层的功能异常有关。

研究表明，与心理疾病的发生相关的因素不仅包括遗传易感性，还包括环境压力、生活经历、社会支持等。换句话说，心理疾病并不是个体的过错或弱点，而是多种因素交织下的产物。

（2）心理疾病不等于精神失常

很多人将心理疾病与精神疾病画等号，认为患者会完全丧失理性或无法控制自己。事实上，许多心理疾病患者依然保持清晰的思维和自我意识，能够正常处理日常事务。抑郁症、焦虑症、强迫症等心理疾病虽然会影响情绪、思维和行为，但患者并不等于"精神错乱"，他们仍然是正常的个体，值得我们给予理解和尊重。

3. 如何看待心理疾病患者：理解与支持

当我们知道身边的人正在经历心理疾病的考验时，如何正确地看待这些问题，提供支持和帮助呢？

（1）理解是关怀的第一步

理解心理疾病的生物学机制是为患者提供关怀的第一步。知道心理疾病并非源于个体的懒惰或不努力，而是大脑的"感冒"，可以帮助我们更加宽容地对待他们。患者的行为可能不总是理性或符合常规，但这并不代表他们的选择或情感是故意的。每个人都可能在某些时刻经历心理疾病，关键在于我们如何应对它。

（2）避免标签化与污名化

标签化和污名化是心理疾病患者面临的主要心理负担之一。当人们将"抑郁症患者"和"焦虑症患者"看作"有问题"的人时，这种社会标签会加重患者的心理负担，影响他们寻求帮助的意愿。因此，我们要避免对心理疾病患者的标签化，视其为需要治疗和关怀的个体，而非简单的"精神病人"或"疯子"。

（3）支持与倾听：为患者提供情感支持

当心理疾病患者分享自己的感受时，倾听和支持非常重要。许多心理疾病患者感到孤独和无助，缺乏足够的社会支持。因此，给予他们理解、支持和关怀，听他们倾诉，可以帮助缓解他们的心理压力。即使我们无法为他们提供具体的解决方案，简单的倾听和共情也能起到积极的心理作用。

（4）鼓励寻求专业帮助

当我们发现身边的人可能患有心理疾病时，鼓励他们寻求专业帮助是非常重要的。现代心理治疗技术，如认知行为疗法、暴露疗法、正念冥想和药物治疗等，已经被证明在缓解抑郁、焦虑和其他心理疾病中具有显著效果。帮助患者了解心理治疗的有效性，并引导他们积极寻求专业支持，是关怀的关键一环。

4. 如何自我应对心理问题

对于自己出现的心理问题，重要的是采取积极的态度，并尽早采取行动。以下是一些基于心理学和脑科学研究提出的有效策略，能帮助我们应对日常生活中的心理压力和情绪困扰。

（1）正视问题，接受心理治疗

当感到自己情绪低落、焦虑或出现强迫行为时，不要忽视这些信号。尽早寻求心理咨询或心理治疗的干预，能够有效预防心理问题的进一步发展。很多时候，正视问题、主动寻求帮助是解决问题的第一步。

（2）培养健康的生活习惯

研究表明，规律的作息、均衡的饮食和适度的运动对改善心理健康具有积极作用。例如，运动能够促进大脑分泌内啡肽，提高情绪稳定性；充足的睡眠有助于恢复大脑功能，减轻焦虑和压力。

（3）情绪管理与自我调节

通过正念冥想、深呼吸和放松技巧等方法，我们可以有效管理情绪。正念冥想被证实可以帮助调节焦虑和抑郁症状，增强大脑的自我调节功能，提升情绪稳定性。此外，认知行为疗法也能帮助我们识别负面思维模式，学会以更健康的方式看待问题。

5. 心理疾病患者需要理解与关怀

心理疾病并非"弱者"的标志，它们是大脑功能失调的反映，就像身体上的疾病一样。我们每个人都可能面临心理健康问题，无论是自己，还是身边的亲友。提供理解和支持是最重要的。如果我们能够从生物学、心理学的角度理解心理疾病，去除偏见和污名化，提供理解、倾听和鼓励，我们就能为患者创造一个更加包容和支持的环境。关怀、理解和尊重是治疗的关键，而每个人都能在这一过程中发挥重要作用。

第八章

未来：一些脑力提升建议

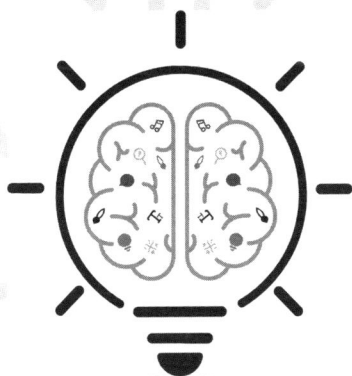

学习善用正念冥想

正念冥想（Mindfulness Meditation）是一种古老而又现代化的心灵训练方法，它帮助人们专注于当下的体验，以非评判的态度观察自己的思想、情绪和身体感受。近年来，大量的神经科学和心理学研究证明，正念冥想在减轻压力、改善情绪和提升认知功能方面具有显著效果。

1. 正念冥想的来源

正念冥想最早源自东方佛教传统中的禅修和修行实践，其核心在于"正念"——即有意识地觉察当下体验，不带评判地观察一切。20 世纪 70 年代，美国麻省理工学院的乔·卡巴金将正念冥想引入西方医学，创建了正念减压疗法（MBSR），使这一古老实践得到了科学验证和广泛应用。如今，正念冥想已超越宗教范畴，成为一种被各行各业接受的身心调节方法，其理论基础和实践经验均得到了大量科研成果的支持。

2. 正念冥想的神经机制

正念冥想之所以能够带来诸多心理和生理上的益处，关键在于它对大脑神经活动的调节作用。研究发现，长期练习正念冥想的人在大脑结构和功能上都有显著变化，主要涉及以下几个方面：

（1）前额叶皮层的增强

正念冥想可以增强大脑前额叶皮层的功能，这一部分负责决策、情绪调节和自我控制。fMRI 研究表明，正念冥想训练能增加前额叶皮层的灰质密度，从而提高个体对情绪和压力的管理能力。

（2）杏仁核的活性降低

杏仁核是处理情绪尤其是恐惧和焦虑的核心区域。大量研究发现，经过正念冥想训练的人，其杏仁核的反应性会降低，使得他们在面对压力或情绪刺激时，情绪波动较小，能够更平和地应对负面情绪。

（3）默认模式网络（DMN）的调节

默认模式网络与自我反思和内在思维密切相关。许多人在处于"思维漫游"状态时，DMN 较为活跃，这可能导致过度的自我批评和焦虑。正念冥想能够帮助个体降低DMN 的活动，从而减少无效的自我反思，让大脑更专注于当下。

（4）神经递质调节

正念冥想被证明能影响大脑中多巴胺、血清素和内啡肽等神经递质的分泌。这些化学物质在调节情绪、提升愉悦感和缓解压力方面发挥着重要作用。通过调节这些神经递质的平衡，正念冥想有助于改善整体心理健康状态。

3. 如何练习正念冥想

正念冥想的练习方法多种多样，但基本原则是培养对当下体验的觉知和接纳。以下是一些常见的练习方法和建议：

（1）基础正念呼吸

坐在安静、舒适的地方，保持身体直立但放松，闭上眼睛或稍微低头。将注意力集中在呼吸上，感受每一次吸气和呼气的细微变化。当发现注意力分散时，不加评判地将注意力轻柔地拉回到呼吸上。初学者可以从每天 5~10 分钟开始，逐渐延长练习时间。

（2）身体扫描练习

身体扫描是一种全身觉察的练习。躺下或坐下，从脚趾开始，逐步将注意力移向身体的各个部位，感受每个部位的温度、触感以及可能存在的紧张感。通过这种方式，练习者可以更好地了解和接纳自己的身体状态，缓解由身体紧张引发的压力和焦虑。

（3）正念行走

正念行走是一种将正念应用于日常活动的方法。选择一段安静的路程，专注于每一步的感觉，感受脚与地面接触的瞬间、呼吸与步伐的节奏，注意周围的声音和景象。当思绪飘散时，温和地将注意力拉回到行走的过程上。这种练习不仅能增强正念体验，还能将其融入生活中，提升整体觉察力。

（4）正念饮食

正念饮食要求在进食时全神贯注地品尝每一口食物，感受食物的味道、质地和气味，而不是边吃边做其他事情。这种练习能够帮助个体更好地享受食物，同时提高对身体信号的觉察，改善饮食习惯和心理状态。

4. 正念冥想的好处

大量科学研究和实践经验表明，正念冥想在改善心理健康和提升大脑功能方面具有显著益处。

（1）减轻压力与焦虑

多项研究（如卡巴金等人的工作）表明，正念冥想能够显著降低个体的压力水平和焦虑感。通过减少杏仁核的过度激活和调节默认模式网络的活动，正念冥想帮助个体更好地应对生活中的压力源，减少情绪波动。

（2）改善情绪与增强幸福感

正念冥想有助于调节情绪，提高前额叶皮层的功能，从而改善情绪稳定性。练习者往往能更好地接纳和管理负面情绪，从而提高整体幸福感。研究显示，长期正念训练可以使个体体验到更多的正向情绪，并对生活抱有更加积极的态度。

（3）提升认知功能与专注力

正念冥想通过减少大脑中不必要的自我反思，帮助个体提升专注力和工作记忆效率。实验数据表明，正念练习能够改善信息处理速度和决策能力，使学习和工作效率大幅提升。前额叶皮层的活性增强，也与更高的认知灵活性和问题解决能力相关。

（4）改善睡眠质量

许多研究发现，正念冥想能帮助改善睡眠质量，减少失眠问题。通过缓解焦虑和情绪波动，正念冥想使大脑和身体在睡眠前得以放松，从而进入更深层次的休息状态。这对于大脑的恢复和记忆巩固尤为重要。

（5）促进身心整体健康

正念冥想不仅对心理健康有益，还能通过改善神经递质平衡和促进大脑神经生长，带来身体健康的改善。正念练习被认为能够增强免疫系统、降低炎症水平，并改善心血管健康。这种全方位的好处使得正念冥想成为一种理想的自我调节和健康提升方法。

5. 科学研究与实践经验的支持

大量科学研究为正念冥想的益处提供了坚实的理论支持。比如，理查德·戴维森的研究表明，长期正念冥想训练可以改变大脑结构，尤其是前额叶皮层和海马体的灰质密度都有显著提升；乔·卡巴金等人的工作则证明，正念减压疗法（MBSR）能够显著降低压力和焦虑水平，提高个体的情绪调节能力和生活质量。

此外，实践经验也表明，正念冥想是一种易于掌握且不受年龄、文化或背景限制的普适性练习方法。无论是在企业管理、教育还是医疗领域,正念冥想都被广泛应用,并取得了显著成效。

正念冥想作为一种古老而现代的心灵训练方法,已经在科学研究和实践中被证明对心理健康和大脑功能具有多方面的益处。它不仅能够减轻压力和焦虑,提高情绪稳定性,还能改善认知功能、增强专注力和睡眠质量。正念冥想的练习方法简单多样——从基础的呼吸练习、身体扫描,到正念行走和正念饮食,都能帮助我们在日常生活中保持对当下的觉察,并培养一种平和、开放的心态。基于大量的科研理论和实践经验,我们可以相信,善用正念冥想不仅是一种缓解心理压力的有效手段,更是一种提升大脑活力和生活质量的重要途径。通过持续练习,我们不仅能改善情绪、提升专注力,还能在繁忙的生活中找到内心的宁静和力量,进而实现全面的身心健康。

搞点艺术滋养大脑

艺术,作为人类文化和情感的表达方式,长期以来被认为是纯粹的娱乐和创造性活动。然而,近年来的研究发现,艺术不仅能够带来美的享受,还能对大脑健康和心理健康产生深远的影响。无论是绘画、音乐、舞蹈,还是其他形式的艺术活动，都能促进大脑的神经可塑性、提升认知功能、增强情绪调节能力，并有助于减轻压力、焦虑和抑郁症状。通过科学的探索，我们发现艺术活动对大脑的影响远超我们的想象。

1. 艺术提升认知与神经可塑性

艺术活动，特别是参与性和创造性的艺术活动，对大脑的神经结构和功能有显著的影响。科学研究已经证明，艺术不仅能够激活大脑的多个区域，还能够促进大脑的神经可塑性，从而提高认知能力。

（1）神经可塑性：大脑的适应与重塑

神经可塑性是指大脑在遭遇新的刺激时，通过重组神经连接来适应新环境或学习新技能的能力。研究表明，参与艺术活动可以显著增强大脑的神经可塑性，尤其是大脑的前额叶皮层（与计划、决策、思维控制和社交行为相关）和海马体（与记忆和空间导航相关）区域的可塑性。音乐、绘画和舞蹈等艺术活动通过刺激这些区域，促进神经元之间的连接，从而提高大脑的认知功能。

一项由哈佛大学进行的研究发现，学习乐器的儿童在执行认知任务时，表现出较高的专注力和工作记忆能力。研究者认为，学习音乐时需要同时调动听觉、运动和情感调节的神经回路，这种多重刺激有助于大脑各区域的协同工作，从而增强神经可塑性。

（2）艺术激活大脑的多个区域

艺术活动激活了大脑中的多个区域，这些区域与感知、情感、运动和认知等不同方面密切相关。例如，绘画可以激活大脑的视觉皮层，增强视觉记忆；音乐活动则激活听觉皮层、运动皮层和前额叶皮层，有助于提高大脑的协调性和节奏感；舞蹈不仅有助于增强运动协调性，还能够刺激与情感和记忆相关的大脑区域，改善身体感知和自我意识。

神经影像学研究表明，艺术创作过程中的感官刺激和情感投入，能够提高大脑的综合处理能力。艺术活动通过提高大脑皮层的整体活跃度，使得认知、感知和情绪管理得到了全面的提升。

2. 艺术对情绪和心理健康的积极影响

除了认知功能的提升，艺术活动还对心理健康产生了深远的影响，尤其是在缓解压力、焦虑和抑郁等方面。

（1）减轻压力和焦虑

艺术活动被证明能够显著降低大脑中的压力激素皮质醇的水平。研究发现，参与艺术创作活动（如绘画、陶艺等）时，个体会体验到"心流"状态，这种状态下，人们的注意力高度集中，感知与情绪进入一种平衡状态，能够缓解压力并提高情绪稳定性。

美国艺术治疗协会的一项研究发现，在经过几周的艺术创作后，抑郁症患者的情绪显著改善，压力也有所减轻。参与者在绘画、雕塑和音乐等艺术形式中，通过表达和释放情感，减少了焦虑症状，使情感得到更好的管理。

（2）缓解抑郁与增强情绪调节能力

艺术活动能够有效激活大脑中的奖赏系统，尤其是促进了多巴胺的分泌，这有助于提升情绪，减少抑郁症状。艺术的创作过程通常充满创造性和自我表达，这为个体提供了释放情感和解决内心冲突的途径，从而减轻了抑郁情绪。

艺术疗法作为一种非药物治疗手段，已被广泛用于治疗抑郁症、焦虑症等情绪障碍。参与者通过绘画、写作、舞蹈等方式释放负面情绪，改善自我认知，重新找到情感的平衡。

3. 艺术活动的类型与对大脑的不同益处

不同的艺术活动有不同的影响，以下是几种常见的艺术形式及其对大脑的益处。

（1）音乐：提高大脑协调性和情感调节能力

音乐活动对大脑的影响深远。学习乐器或参与合唱团等活动能够显著增强大脑的认知功能和情感调节能力。研究表明，音乐训练通过增强听觉皮层的活动，提高个体的听觉注意力和记忆力，同时激活大脑中的情感调节系统，帮助个体更好地管理情绪。

例如，学习乐器能够提高大脑中负责动作控制的运动皮层的活动，同时激活与情感和动机相关的伏隔核。长期练习乐器的人通常在解决问题时更加灵活，工作记忆也更强。

（2）绘画：提高视觉记忆和创造力

绘画和其他视觉艺术形式对大脑的视觉皮层有着积极的影响。绘画能够提高视觉记忆、空间感知以及手眼协调能力。研究表明，参与绘画的人在视觉细节的识别、空间构建和艺术创作中表现得更加敏锐，这些技能能够帮助提升大脑的综合处理能力。

此外，绘画还能帮助调节情绪，特别是在缓解焦虑、压力和负面情绪方面。通过绘画创作，个体能够在非言语的层面上表达内心的情感，促进情绪的释放和自我调节。

（3）舞蹈：增强运动协调性和自我意识

舞蹈不仅是一种身体锻炼方式，还能大大增强大脑的运动协调性和自我感知能力。舞蹈通过精细的身体动作和节奏感，锻炼了大脑的运动皮层和前额叶皮层。研究表明，舞蹈能够提高大脑的记忆力和学习能力，尤其是在需要协调动作、记忆舞步以及表达情感时，舞蹈提供了全面的认知训练。

舞蹈也被广泛应用于老年人群体中，作为一种预防认知衰退的有效方式。长期跳舞的人通常具有更好的运动能力和较少的抑郁症状。

（4）写作：增强语言能力和自我反思

写作是一种非常有效的表达方式，它有助于提高大脑的语言功能和自我反思能力。通过写作，个体能够将复杂的情感和思维转化为文字，从而更好地理解和管理自己的情绪。

日记写作被证明能够帮助减轻焦虑、抑郁症状，同时提升个体的情绪调节能力。许多研究表明，写作活动有助于增强自我意识，使个体能够以更健康的方式面对生活中的压力和挑战。

4. 如何开始艺术活动

（1）选择适合自己的艺术形式

不同的艺术活动有不同的影响，选择一种适合自己的活动至关重要。对于那些对视觉表达感兴趣的人来说，绘画和雕塑可能是理想的选择；喜欢听觉和情感表达的人可以尝试音乐；而喜欢运动的人，则可以通过舞蹈来锻炼身体和大脑。

（2）定期练习与持之以恒

艺术活动的好处需要通过定期的练习才能实现。无论是音乐、绘画还是舞蹈，持之以恒地练习不仅能提升技能，还能增强大脑的神经可塑性，从而提高认知功能和情绪调节能力。

（3）将艺术活动融入日常生活

艺术活动不必是长期的正式课程或高强度的训练，许多简单的日常创作活动都能有效地促进大脑健康。例如，定期进行写作、绘画或短小的音乐创作，甚至是参加当地的舞蹈班或手工艺课程，都能为大脑提供必要的刺激和挑战。

艺术不仅是娱乐和享受，它对大脑和心理健康的影响深远。通过提高神经可塑性、增强认知功能、调节情绪，艺术活动为大脑健康提供了强有力的支持。无论是音乐、绘画、舞蹈还是写作，这些艺术形式都能帮助提升大脑的功能，缓解压力、焦虑和抑郁症状，提升整体的心理健康水平。通过定期练习艺术活动，我们不仅能够提高创造力和认知能力，还能找到内心的平静和自我表达的途径。

用逻辑锻炼大脑肌肉

就像我们的身体通过定期锻炼来增强肌肉一样，大脑也需要通过适当的"锻炼"来提升其认知功能、思维敏捷性以及解决问题的能力。这种锻炼不仅能够增强大脑的工作效率，还能有效地预防认知衰退，提升生活质量。与身体锻炼相似，大脑的"锻炼"往往通过挑战大脑、运用逻辑思维和解题技巧来实现。逻辑思维训练，作为大脑锻炼的一种重要形式，能够提高个体的推理能力、分析能力和创造性解决问题的能力。

1. 大脑锻炼的科学原理

大脑的神经可塑性是指大脑根据经验、学习和训练来改变其结构和功能的能力。就像肌肉通过锻炼变得更强壮一样，大脑也能够通过不断地训练和挑战来增强其认知能力。逻辑思维训练能够通过多次思维活动促进神经元之间的连接，增强神经回路的功能，从而提升大脑的信息处理能力。

（1）神经可塑性：锻炼大脑的基础

神经可塑性是大脑适应外部环境变化、学习新技能的基础。研究表明，挑战性的思维任务，特别是涉及推理、分析、判断等方面的任务，能够促使大脑进行结构性改变，增加神经元之间的连接。这种训练可以增强工作记忆、提高解决问题的效率，并在长时间内促进大脑的持续发展。

一项研究发现，参与挑战性认知任务的成年人，其前额叶皮层和海马体的灰质密度有所增加。前额叶皮层负责复杂的思维任务，如决策、计划和推理，而海马体与记忆形成和学习有关。因此，定期进行逻辑思维训练，能够增强这些区域的活跃度，从而改善认知功能。

（2）思维训练与认知功能的提升

通过逻辑思维训练，不仅能够改善特定领域的认知能力，还能增强大脑的整体工作效率。例如，训练逻辑推理、数学思维或语言理解等技能，能够帮助大脑提升信息处理速度，增强分析、总结和创新的能力。逻辑思维训练能够激发大脑的各个区域的协同工作，提高大脑的整体协调性和灵活性。

2. 用逻辑锻炼大脑的方法

想要通过逻辑思维训练来提升大脑的认知能力，需要采用科学有效的方法。以下是几种常见的逻辑思维训练方法，它们可以帮助我们增强大脑的思维敏捷性、推理能力和解决问题的能力。

（1）解谜与推理游戏

解谜和推理游戏是一种非常有效的逻辑思维训练方式。例如，数独、围棋、国际象棋和其他策略游戏，都是训练大脑推理能力和规划能力的优秀工具。这些游戏要求玩家在有限的信息和时间压力下，做出最合理的决策，分析多种可能性，并预测结果。

研究表明，参与这些智力游戏能够显著提高大脑的工作记忆和空间思维能力。比如，国际象棋要求玩家在多步骤的推理过程中，进行复杂的战略规划和问题解决，这对大脑的前额叶皮层和基底神经节区域有极大的锻炼作用。

（2）数学训练

数学思维是逻辑思维中的重要组成部分，尤其是涉及推理、抽象和量化的任务。做数学题目，尤其是解答数学难题，能够锻炼大脑的逻辑推理能力、抽象思维能力以及解决复杂问题的能力。

研究表明，数学训练可以改善大脑的执行功能，增强记忆力和思维灵活性。进行规律性的数学思维训练，能够提升大脑在处理信息、做出决策时的速度和准确性。像数独、计算推理等任务，能够有效训练大脑的数学思维和逻辑推理能力。

（3）语言与文字训练

语言能力和逻辑思维能力有着密切的联系。通过训练语言理解、写作和逻辑推理能力，我们不仅能够提高沟通能力，还能够增强思维的条理性和逻辑性。解决逻辑谜题、进行辩论、写作和阅读理解等活动，都是提升语言逻辑能力的有效方式。

阅读理解尤其有助于训练大脑的综合推理能力。通过快速分析文章的结构，理解其深层含义，能够锻炼大脑对信息的处理和推理能力。此外，写作训练能增强语言表达的逻辑性和系统性，帮助大脑提升思维的组织能力。

（4）跨学科的综合性思维训练

跨学科的思维训练能够帮助大脑进行全面的锻炼，提升综合分析能力。例如，通过学习哲学、心理学、历史等不同学科，能够从多个角度培养批判性思维和系统性思维。跨学科训练能够帮助个体学会从不同维度思考问题，增强解决复杂问题的能力。

研究发现，跨学科的思维训练能够激活大脑中的不同认知网络，增强大脑对不同领域信息的整合能力，提高大脑的灵活性和创造性。

3. 逻辑思维训练对大脑的益处

逻辑思维训练不仅可以提升推理和判断能力，它对大脑的长远发展也有深远的影响。以下是一些逻辑训练带来的益处:

（1）提升记忆力和信息处理速度

记忆力是指大脑存储并处理信息的能力。逻辑思维训练能够显著提高记忆力。研究表明，通过解决复杂的逻辑问题和进行数学推理，个体能够提高记忆的持久性和对信息的加工能力，从而提升思维的灵活性和准确性。

一项关于数独训练的研究表明，长期进行数独游戏的参与者，其记忆能力和空间思维能力均有所提高。解答数独需要在有限的空间内对多个信息进行快速处理，这种训练能够有效提高大脑的工作效率。

（2）提高决策能力和问题解决能力

逻辑思维训练能够帮助我们做出更加合理和理性的决策。大脑在解决问题时，需要综合考虑多个因素，进行快速判断和决策。通过训练大脑进行复杂推理，我们能够提高决策的准确性和效率。

一项涉及国际象棋的研究发现，练习国际象棋的学生在面对问题时，能够更加快速地分析情境并做出决策。这种训练有效提升了他们在其他领域的决策能力和解决问题的技巧。

（3）增强情绪控制和自我调节能力

逻辑思维训练还与情绪调节和自我控制能力有关。通过不断进行推理训练，我们的大脑会习惯于通过理性思考来应对压力和情绪波动。这种习惯性的思维方式能够帮助我们在面对挑战时保持冷静，做出更合理的反应。

正念冥想和认知行为疗法也强调通过认知重构来调节情绪。通过逻辑思维的训练和反思，我们能够学会识别并挑战负面情绪，从而提高自我调节能力。

（4）预防认知衰退

随着年龄的增长，大脑的认知功能可能会出现退化，但长期的逻辑思维训练有助于减缓这一过程。科学研究表明，参与智力活动（如解答难题、参与辩论、练习数学等）的老年人，在记忆力和思维敏捷性上表现得更好，且大脑衰退速度较慢。

神经可塑性理论表明，大脑通过不断接受新挑战和学习新技能，能够保持较高的认知水平。逻辑思维训练是保持大脑活力的有效途径之一。

4. 如何开始进行逻辑思维训练

（1）从简单的逻辑游戏开始

刚开始进行逻辑思维训练的人，可以从一些简单的逻辑游戏开始，如数独、迷宫、图形推理等。这些游戏能够激活大脑的推理和问题解决能力，培养思维的灵活性。

（2）增加难度与多样性

随着逻辑思维训练的进展，可以逐渐增加游戏的难度，或者尝试更复杂的任务，如国际象棋、象棋等策略游戏，或者解决数学问题和逻辑谜题。

（3）跨领域的思维训练

不仅限于传统的逻辑游戏，学习不同学科的知识，如哲学、心理学、语言学等，也能够帮助提升批判性思维和系统性思维，进一步锻炼大脑的综合分析能力。

通过逻辑思维训练，我们不仅能够提升大脑的认知能力和解决问题的能力，还能增强大脑的神经可塑性，提高情绪调节和自我控制能力。逻辑锻炼就像是给大脑进行"肌肉锻炼"，通过不断的思维挑战，大脑能够变得更加灵活、有效和健康。通过合理的训练方法，逐步增强思维的深度和广度，我们可以有效提升认知能力，预防认知衰退，保持大脑的活力和敏捷性。